GÜNTHER H. HEEPEN

CHAOS IM DARM

Hilfe aus der Natur bei Leaky-Gut-Syndrom, Darmpilzen, Reizdarm, Allergien und Verstopfung

THEORIE

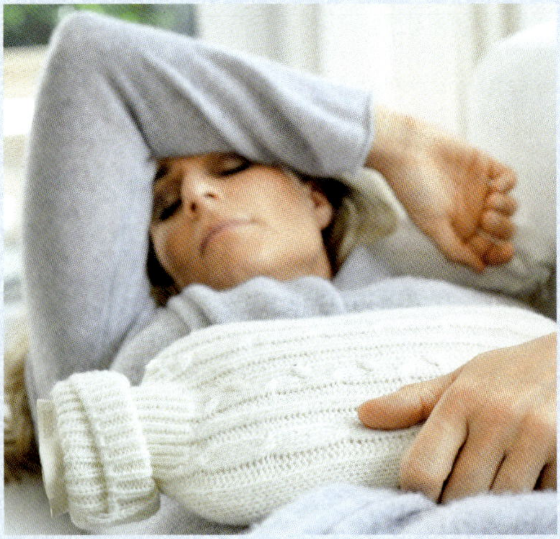

PRAXIS

HILFE BEI DARMBEDINGTEN ERKRANKUNGEN 75

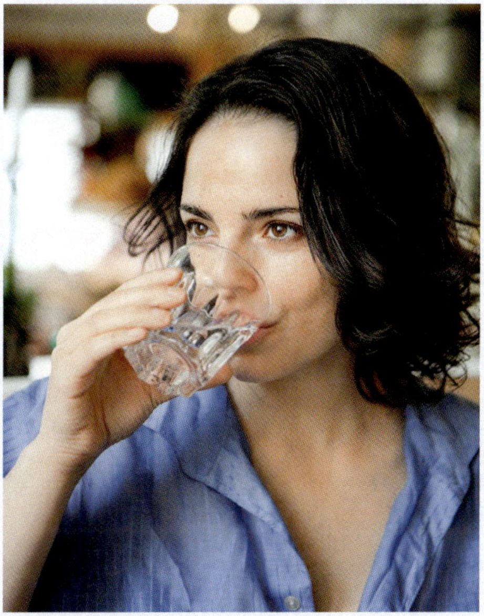

SERVICE

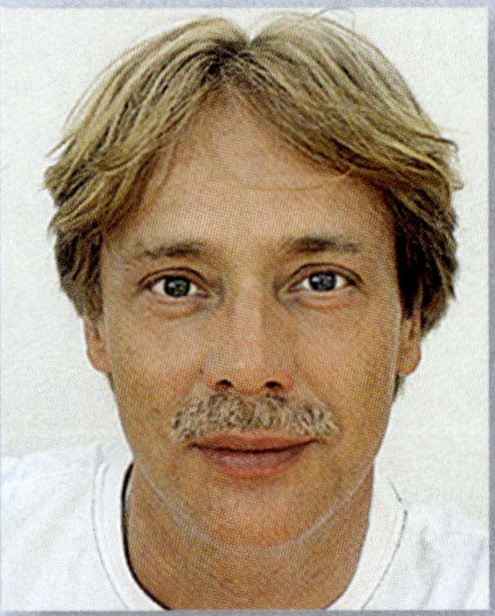

GÜNTHER H. HEEPEN

Heilpraktiker

»Ist die Darm-Mikrobiota nicht intakt, ist der Mensch nicht intakt! Zum uneingeschränkten Wohlbefinden gehört ein gesunder Darm.«

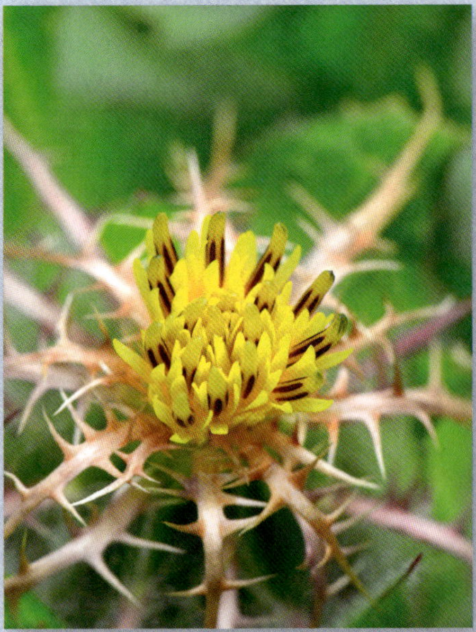

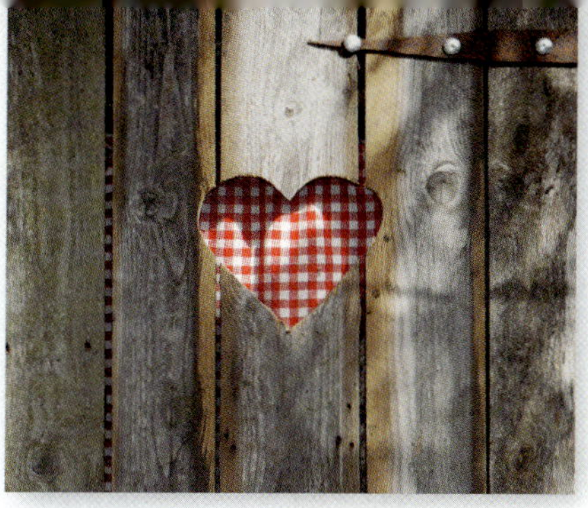

ZU BESUCH IN IHRER UNTERWELT

»Der Tod sitzt im Darm!« Dieser legendäre Ausspruch des russischen Wissenschaftlers und Nobelpreisträgers für Medizin, Ilja Iljitsch Metschnikow (1845–1916), beschäftigt mich seit Jahrzehnten. Vielleicht erkannte Metschnikow selbst nicht die weitreichende Bedeutung, die dieser Satz hatte, denn vieles, was wir jetzt wissen, war damals noch nicht bekannt. Heute, über 100 Jahre später, erkennen oder erahnen wir den enormen Wert des Darms für unser Wohlbefinden, für Körper, Geist und Psyche. Und doch wissen wir noch längst nicht alles – wir stehen erst am Anfang einer spannenden Reise. Nach der Lektüre dieses Buches werden Sie wissen: Der Darm hat eine immense Bedeutung für Ihre Gesundheit und Ihr Wohlbefinden. Er ist weitaus wichtiger, als Sie vielleicht denken, er ist lebenswichtig! Ist der Darm nicht intakt, sind zahlreiche körperliche und seelische Beschwerden die Folgen.
Doch Sie haben einen mächtigen Verbündeten an Ihrer Seite beziehungsweise in Ihrem Darm, nämlich das billionenstarke Heer von Darmbakterien, das Ihnen hilft, Ihren Darm und somit Sie selbst intakt zu halten. Was Sie sich unter dieser Schutztruppe vorstellen müssen und wie Sie sie kampfbereit halten, erfahren Sie in diesem Buch. Freuen Sie sich auf den ganz normalen »Darmsinn«.

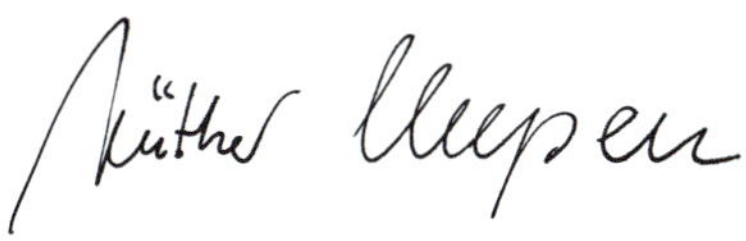

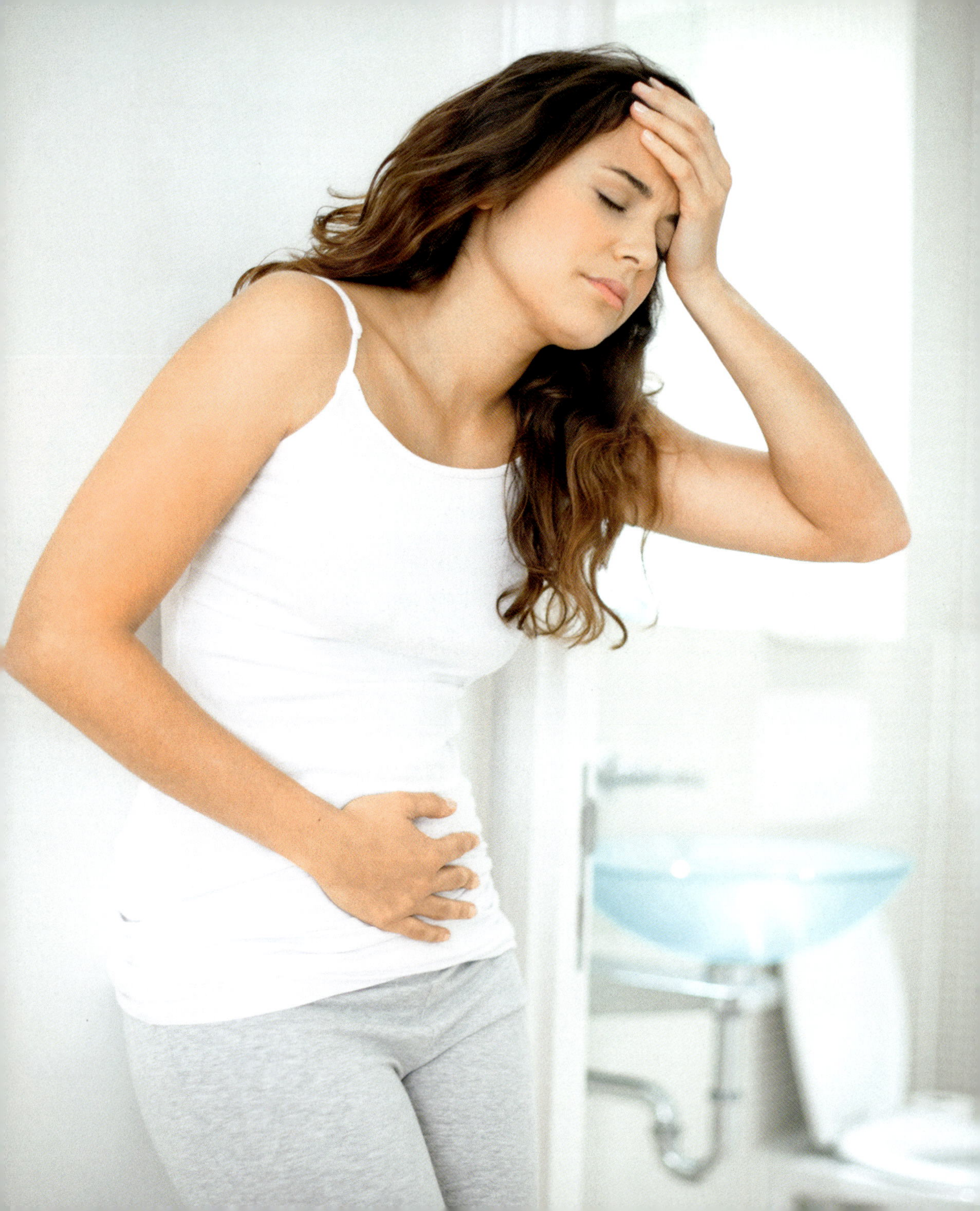

IRRITIERTER DARM – EINE NEUE STÖRUNG NIMMT ZU

VIELFÄLTIGE EINFLÜSSE VERURSACHEN IMMER MEHR PROBLEME IM EINST ROBUSTEN DARM. WIE ES DAZU KOMMT UND WIE SIE DIESE IN DEN GRIFF BEKOMMEN, ERFAHREN SIE IN DIESEM KAPITEL. BEGLEITEN SIE MICH AUF DIE SPANNENDE REISE IN IHR INNERES.

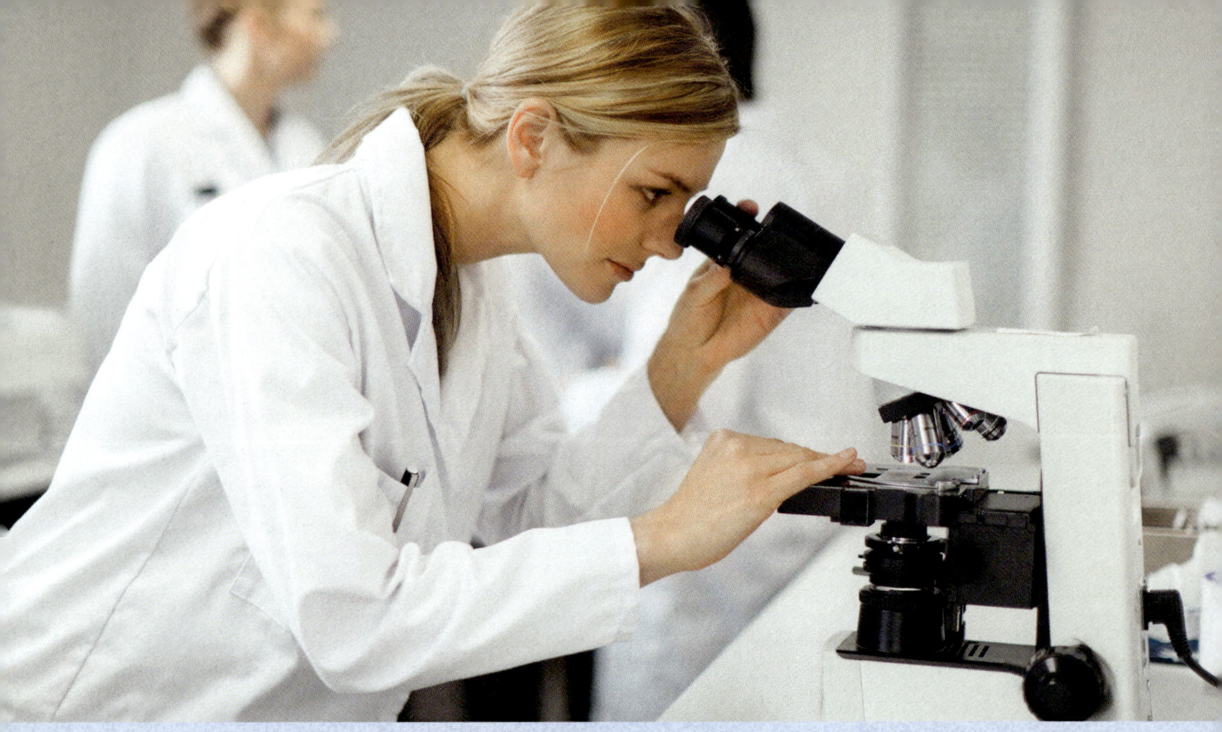

DER DARM – URSPRUNG VIELER BESCHWERDEN

Was vor zwanzig Jahren noch vage vermutet wurde, ist heute Gewissheit: Viele unserer Beschwerden gehen vom Darm aus. Ist der Darm nicht intakt, sind wir und unsere Organe es ebenso wenig. Ob allergische Erkrankungen wie Asthma, Hautausschläge, Migräne oder häufige Erkältungen: Hinter vielen Beschwerden kann ein in seiner Funktion gestörter Darm stehen, selbst wenn sie nicht direkt den Darm betreffen.

Es vergeht keine Woche, in der die Wissenschaftler nicht neue Zusammenhänge entdecken – etwa zwischen geistigen Problemen, psychischen Störungen und einem löchrigen Darm (Leaky-Gut-Syndrom ▸ **siehe Seite 21**) oder zwischen Herzerkrankungen und Darmproblemen. Wir stehen erst am Anfang einer spannenden Entwicklung, die uns aufzeigt, wozu Darmbakterien imstande sind. Kluge Köpfe spekulieren bereits, dass

wir die Entstehung von Krankheiten aufklären können, wenn wir die Bakterien im Darm gänzlich erforscht haben. Lernen Sie Zusammenhänge kennen, von denen Sie bisher kaum etwas gehört haben.
Doch bevor ich auf die Störungen im Darm eingehe, möchte ich Ihnen kurz das Verdauungssystem vorstellen.

Wie funktioniert unsere Verdauung?

Verdauung bedeutet, dass die Nahrung in für den Körper aufnehmbare Partikel zerkleinert wird (Eiweiße, Fette, Kohlenhydrate, Mineralstoffe, Vitamine und Wasser), die über das Blut den Organen zur Verfügung gestellt werden. An diesem komplexen Prozess sind die verschiedenen Organe des Magen-Darm-Trakts beteiligt ▸ **siehe Seite 18**.

Die Mundhöhle

Hier beginnt die Verdauung mit der mechanischen Zerkleinerung der Nahrung. Gleichzeitig wird die Nahrung mit Speichel aus den Speicheldrüsen vermischt, dadurch erlangt sie eine für den Verdauungsprozess geeignete breiige Form. Alle Speicheldrüsen zusammen geben pro Tag 1 bis 1,5 Liter Speichel ab (je nachdem, ob trockene oder flüssige Nahrung aufgenommen wird). Speichel dient aber nicht nur der Vorverdauung im Mund, sondern er wirkt auch reinigend und leicht antibakteriell. Durch den Kauvorgang bekommen Magen und Darm ein Signal, Verdauungssäfte bereitzustellen.

Die Speiseröhre

Über die etwa 20 Zentimeter lange Speiseröhre gelangt der Speisebrei Richtung Magen. Drüsen in der Speiseröhre geben Schleim ab, um sie vor Verletzungen zu schützen. Hat die Nahrung den Magen erreicht, öffnet sich der Mageneingang (Kardia) und nimmt den Speisebrei auf.

Der Magen

Hier wird der Speisebrei zunächst mit Magensaft durchmischt – so entsteht der Ver-

Bereits im Mund beginnt die Verdauung. Hier wird der Apfel zerkleinert und eingespeichelt.

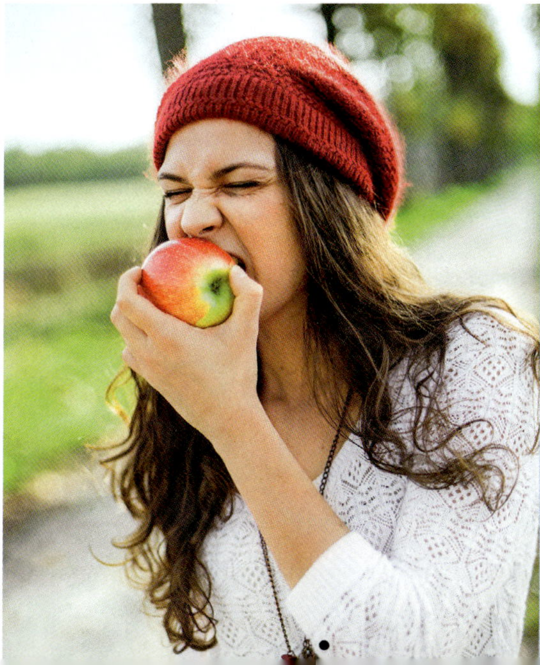

dauungsbrei (Chymus). Dieser wird dann nach einer unterschiedlichen Verweildauer in kleinen Portionen an den Dünndarm abgegeben. Schwer Verdauliches wie Hülsenfrüchte oder fette Speisen liegen länger im Magen als leicht Verdauliches wie gekochte Kartoffeln, Reis oder Flüssigkeiten. Auch die Qualität des Kauens entscheidet darüber, wie lange der Brei im Magen liegt: Kauen Sie schlecht, kann die Verweildauer schon mal fünf Stunden betragen.

Der Magen ist ein muskulöses Organ. Die Muskeln sind unter anderem erforderlich, damit der Magen Speisebrei durchmischen

INFO

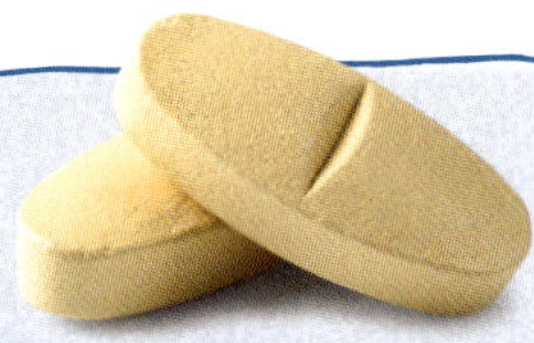

MAGENSCHONTABLETTEN HABEN NEBENWIRKUNGEN

»Magenschontabletten« (Protonenpumpeninhibitoren oder -hemmer), wie Pantoprazol® oder Omeprazol®, werden sehr häufig bei Sodbrennen oder Reflux-Ösophagitis verordnet, denn sie hemmen die Bildung von Magensaft und somit auch von Magensäure. Der Magensaft hat aber wichtige Aufgaben ▸ **siehe Seite 11.** Wird zu wenig von ihm produziert, kommt es zu Nebenwirkungen. Die Belastung durch Krankheitserreger ist erhöht. Außerdem treten Verdauungsstörungen auf, da die aufgenommene Nahrung – vor allem die schwer verdaulichen Eiweiße – weniger gut vorverdaut wird. Dies führt zu Blähungen. Letztlich fehlt den Betroffenen der wichtige Intrinsic-Faktor ▸ **siehe Seite 11.** Dadurch tritt ein Vitamin-B_{12}-Mangel auf. Zudem beeinflussen die Tabletten die Bauchspeicheldrüse, da die Magensäure, auf die sie eingestellt ist, nicht mehr in der Menge und in dem Säuregrad im Darm ankommt. Da die Neutralisierung der Magensäure entfällt, wird die Bauchspeicheldrüse langfristig geschwächt und kann sich entzünden. Außerdem führen die Tabletten zu einem Mineralstoffmangel. Studien von 2017 erbrachten darüber hinaus ein erhöhtes Risiko für Herzinfarkte, Nierenerkrankungen, Infektionen, Vitaminmangelzustände und Elektrolytverschiebungen sowie Entwicklung einer Demenz (Zeitschrift für Gastroenterologie 2017; 55(01): 63–74). Die Tabletten sollen nach M. A. Jackson et al. auch die Zusammensetzung der Darmflora negativ beeinflussen (Zeitschrift für Gastroenterologie, 8 / 2016). Hilfreich bei Sodbrennen sind Zeolith und Heilerde ▸ **siehe Seite 58** oder Wermuttee (Zubereitung ▸ **siehe Seite 88**).

kann. Dazu benötigt er den Magensaft, wovon täglich zwei bis drei Liter gebildet werden. Der Magensaft enthält neben Verdauungsenzymen wie Pepsin und Lipase auch Salzsäure, Wasser, Schleim (Muzin) und Bikarbonat, außerdem den Intrinsic-Faktor. Letzterer verhindert, dass das mit der Nahrung aufgenommene Vitamin B_{12} von den Darmbakterien angegriffen werden kann, indem er mit dem Vitamin einen Komplex bildet. Erst am Ende des Dünndarms wird das Vitamin B_{12} in das Blut aufgenommen.

Aufgaben des Magensaftes:

- Umwandlung von Pepsinogen in das aktive Enzym Pepsin zur Eiweißspaltung
- Abtöten von Krankheitserregern
- Bildung von Magenschleim als Schutz der Schleimhaut vor Selbstverdauung

INFO

EMOTIONEN BEEINFLUSSEN DIE MAGENSAFTSEKRETION

Emotionen wie Ärger, Aggression und Stress können die Bildung von Magensaft steigern, dadurch kann zum Beispiel eine stressbedingte Gastritis (Magenschleimhautentzündung) entstehen. Genauso können Emotionen die Bildung von Magensaft hemmen, etwa wenn Sie traurig sind oder große Angst haben. Verdauungsstörungen wie nach der Einnahme von Pantoprazol® ▸ **siehe Info, Seite 10** können dann die Folge sein.

Der Dünndarm

Der etwa drei Meter lange Dünndarm erstreckt sich vom Magenausgang bis zum Beginn des Dickdarms in Höhe der rechten Darmbeinschaufel. In seinem Verlauf ist er stark gewunden. Unterschieden wird beim Dünndarm zwischen Zwölffingerdarm (Duodenum), Leerdarm (Jejunum) und Krummdarm (Ileum).

Im Dünndarm werden die Verdauungsvorgänge fortgesetzt, indem der Speisebrei mit den Verdauungssäften sowie dem Bauchspeichel ▸ **siehe Seite 12** und der Gallenflüssigkeit ▸ **siehe Seite 12** durchmischt wird. Die dabei entstehenden winzigen Bruchstücke werden von der Darmschleimhaut ▸ **siehe Seite 13** aufgenommen. Zur Erfüllung dieser Aufgabe ist die Oberfläche der Schleimhaut in unzählige Falten gelegt, alle Falten sind wieder von etwa vier Millionen fingerförmigen Schleimhauterhebungen, den 1,5 Millimeter hohen Darmzotten, überzogen. Dadurch erreicht die Darmschleimhaut eine Oberfläche von etwa 400 Quadratmetern – fast so groß wie ein Basketballfeld!

Der Dickdarm

Der etwa 1,5 Meter lange Dickdarm (Kolon) ist die letzte Station im Verdauungsprozess. Er wird in Blinddarm mit Wurmfortsatz,

INFO

DAS DÜNNDARMGEWEBE ERNEUERT SICH STÄNDIG

Das Dünndarmgewebe zählt zu den Geweben mit der höchsten Teilungs- und Umsatzrate im Körper. Innerhalb von drei bis sechs Tagen wandern unreife Zellen aus tieferen Lagen an die Spitze der Darmzotten, reifen dort, werden abgestoßen und durch neue, von unten nachgewanderte Zellen ersetzt. Bei Belastungen durch Nahrungsmittelunverträglichkeiten oder -allergien kann dieser Prozess empfindlich gestört werden.

Grimm- und Mastdarm unterteilt. Unterschieden wird beim Kolon noch zwischen aufsteigendem, querliegendem, absteigendem und s-förmigem Dickdarm. Anders als im Dünndarm ist die Schleimhaut des Dickdarms zottenlos.
Im Dickdarm wird durch rhythmische Bewegungen (Peristaltik) dem Speisebrei Wasser entzogen und der Darminhalt wird eingedickt – es entsteht der auszuscheidende Kot. Der letzte Teil des Dickdarms, der Mastdarm, bildet den Anus. Dies ist ein ringförmiger Schließmuskel, der die kontrollierte Darmentleerung ermöglicht. Hat der Kot den Mastdarm erreicht, kommt der Stuhlreflex zustande – wir verspüren den Drang, zur Toilette zu gehen.

Die Zuarbeiter: Bauchspeicheldrüse, Leber und Gallenblase

Die drei Organe spielen eine wichtige Rolle im Verdauungsprozess.
Gallenblase und **Bauchspeicheldrüse** besitzen einen gemeinsamen Ausführgang im Zwölffingerdarm, die Vatersche Papille. Passiert der Nahrungsbrei diese Stelle im Dünndarm, werden reflektorisch und schubweise aus der Vaterschen Papille Gallensäure und Bauchspeichel in den Darm abgegeben. Erstere ist wichtig für die Fettverdauung. Die Säfte der Bauchspeicheldrüse, der Bauchspeichel, sind basisch und neutralisieren die Magensäure. Zudem enthält der Bauchspeichel Verdauungsenzyme, womit Fette, Kohlenhydrate und Eiweiße gespalten und aufgeschlossen werden können, damit sie der Körper aufnehmen kann.
Die **Leber** ist das wichtigste Organ im Stoffwechselgeschehen. In die Leber gelangen die vom Darm aufgenommenen Nährstoffe und Giftstoffe. Sie werden dort neutralisiert, deponiert oder unschädlich gemacht (»entgiftet«), körpereigene und körperfremde Substanzen werden ausgeschieden. Außerdem werden dort Gallensäuren gebildet, die wieder an die Gallenblase abgegeben werden und neuen Verdauungsvorgängen zur Verfügung stehen. Zusätzlich unterstützt die Leber unser Immunsystem.

Die Darmwand: Hauptakteur im Verdauungsgeschehen

Der Darm stellt wie die Haut eine Verbindung vom Außen zum Körperinneren her, auch wenn er innerhalb des Körpers liegt. Damit nicht alles ungefiltert die Darmwand durchdringt, ist sie als dreischichtige Barriere aufgebaut. Von innen nach außen folgen aufeinander die Darmschleimhaut, die Schleimschicht und die Schicht mit den Darmbakterien, die sogenannte Darm-Mikrobiota ▸ **siehe Info links.**

INFO

MIKROBIOM, MIKROBIOTA UND DARMFLORA

Diese Begriffe werden oft als Synonyme verwendet, selbst von Wissenschaftlern. Das ist aber nicht korrekt. Unter **Mikrobiom** versteht man die Gesamtheit aller Mikroorganismen, die in **allen** Lebewesen vorkommen. Mit **Mikrobiota** wird die Gesamtheit aller Mikroorganismen bezeichnet, die ein **bestimmtes** Lebewesen besiedeln. Die Mikrobiota des Darms (**Darm-Mikrobiota**) ist die Gesamtheit der Mikroorganismen, die nur den Darm dieses Lebewesens besiedeln. Ein anderer Ausdruck dafür ist **Darmflora**. Die Bezeichnung »Flora« geht auf die Annahme von früher zurück, dass Bakterien und viele andere Mikroorganismen zum Pflanzenreich zählen. Ich verwende Darm-Mikrobiota und Darmflora synonym.

Die Darmschleimhaut (Mukosa)

Sie kleidet den Darm innen aus und enthält Drüsen zur Bildung von Darmsaft und Schleim, bestimmte Enzyme zur Spaltung von Nährstoffen, Zellen zur Aufnahme der Nährstoffe und Zellen zur Abwehr von Krankheitserregern.

IMMUNSYSTEM IM DARM

In der Mukosa finden wir 70 bis 80 Prozent aller Immunzellen des Körpers. Damit ist der Darm unser größtes Immunorgan. Hier entscheidet sich, ob der Körper Bakterien als bedrohlich oder als erwünscht einstuft – entsprechend werden Abwehrmaßnahmen getroffen, um Zellen oder fremde Eindringlinge zu zerstören. Wichtige Aufgaben übernehmen in diesem Prozess die Peyerschen Plaques, eine Ansammlung von Lymphkörperchen. Sie gehören zu den lymphatischen Organen wie Lymphknoten und Milz und werden auch als GALT bezeichnet (gut associated lymphatic tissue = Darm-assoziiertes lymphatisches Gewebe). Die Peyerschen Plaques kommen überwiegend in der Schleimhaut des Krummdarms, dem letzten Abschnitt des Dünndarms, vor.

DAS »BAUCHGEHIRN«

Das Immunsystem im Darm steht in enger Kommunikation mit dem enterischen Nervensystem, einem Netz aus über 100 Millionen Nervenzellen, das den gesamten Verdauungstrakt von der Speiseröhre bis zum Dickdarm durchzieht (enterisch = zum Darm gehörend). Dieses Nervenzellnetz liegt als feine Schicht in der Darmwand. Da seine Nervenzellen und Rezeptoren vom gleichen Typ sind wie die im Gehirn, spricht man auch salopp vom Bauchgehirn. Mit dem Kopfgehirn tauscht es sich über die gleichen Botenstoffe Serotonin und Melatonin aus und unterrichtet unser »Oberstübchen« über den Zustand des Darms, der anderen Organe und des Immunsystems. Es unterstützt unter anderem die Darmbewegung (Peristaltik), analysiert die Nahrung daraufhin, was für den Körper verwertbar oder schädlich ist, koordiniert die Ausscheidung der Abfallstoffe und reguliert Hormone, Schutzstoffe und Nervenbotenstoffe.

INFO

SO VIELE BAKTERIEN

In der Mikrobiota ▸ **siehe Seite 13** eines näher untersuchten Menschen, so der Mikrobiologe Dr. Reinhard Hauss, tummelten sich 3 671 verschiedene Arten von Bakterien. Die meisten Keime gehören zur Darm-Mikrobiota, aber auch auf anderen Geweben finden wir sie:

Dickdarm	2 862 Arten
Zunge	794 Arten
Rachen	515 Arten
hinter den Ohren	235 Arten
Nasenlöcher	226 Arten
Vagina	206 Arten
innerer Ellbogen	201 Arten

Die Schleimschicht

Der Schleim (Mukus), der die innere Darmschicht benetzt oder auskleidet, ist ein viskoses Sekret der Schleimdrüsen. Er dient als schützende Hülle für das Schleimhautgewebe. Zudem hängt von einer intakten Schleimschicht die reibungslose Stuhlpassage ab ▸ **siehe Info, Seite 119**.

Der Schleim bildet die Grenze zwischen der Umwelt und den Körperoberflächen, dazu zählt auch das Innere des Darms. Dabei ist die Dicke der Schleimschicht unterschiedlich und richtet sich danach, welche Aufgaben die Schleimschicht hat und in welchen Organen sie vorkommt. Im Darm unterscheiden wir zwei Schleimschichten: Die innere Schicht ist dichter und hält Bakterien oder die Mikrobiota von der Darmschleimhaut fern, in der oberen, dickeren Schicht leben diese Bakterien.

Schleimlösende Mittel, die etwa bei Husten eingesetzt werden, können auch die Schleimschicht im Darm auflösen!

Die Darm-Mikrobiota

Das ist eine Bakterienschicht, die sich wie ein Teppich über die gesamte lichte Fläche des Darms legt. Sie besteht aus über einer Billion Bakterien mit einem Gewicht von 1,5 bis 2 Kilogramm, die zu mehr als 3 000 verschiedenen Arten gehören. Auch Bakterien, die eigentlich im Darm nichts zu suchen haben, findet man bei Untersuchungen im Stuhl – ebenfalls Hefepilze ▸ **siehe Seite 25**. Ist die Darm-Mikrobiota nicht intakt, funktioniert auch die Verdauung nicht, denn die Keime können die rhythmische Beweglichkeit des Darms beeinflussen.

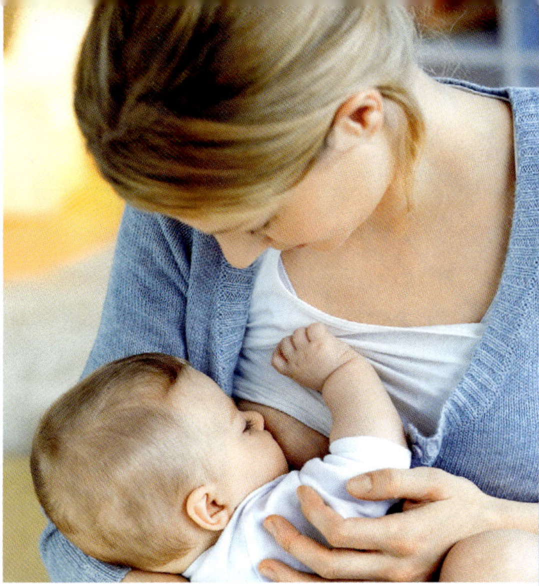

Mit der Muttermilch nimmt das Baby Stoffe auf, die es als Nahrung für seine Darmflora braucht.

EIN EIGENSTÄNDIGES ÖKOSYSTEM

Die Bakterien im Darm wachsen und vermehren sich ab dem Vorgang der Geburt. Beim Säugling ist der Darm noch steril, enthält also keine Bakterien. Erst durch den Geburtsvorgang und durch das Stillen wird er mit Bakterien besiedelt. Dies ist entscheidend für die Entwicklung der Darmflora. An der Zusammensetzung der Darmflora lässt sich erkennen, ob ein Kind gestillt wird oder Flaschennahrung erhält. Die mit der Muttermilch aufgenommenen Oligosaccharide (Kohlenhydrate aus mehreren Einfachzuckern) können vom Säugling nicht verstoffwechselt werden. Man hat sich lange gefragt, warum sie in der Muttermilch enthalten sind. Erst seit Kurzem weiß man, dass die kindlichen Darmbakterien sie als Nahrung benötigen – so können sie sich schneller vermehren und den Darm besiedeln. Der Darm von Stillkindern wird nach den ersten Wochen hauptsächlich von milchsäureproduzierenden Bakterien (Bifidobakterien und Laktobazillen) bevölkert. Diese Milchsäure führt zu einer Ansäuerung des Darmmilieus, die es krank machenden Bakterien erschwert, sich anzusiedeln.

Im Lauf des Lebens verändert sich die Darmflora durch vielfältige Einflüsse wie Ernährung (Fehlernährung, zum Beispiel zu viel Süßes, zu viele Kohlenhydrate in der Nahrung), durch Medikamente und Zusatzstoffe (E-Nummern, ▸ **siehe Seite 95**).

Die Bakterien passen sich der Nahrung an, die hauptsächlich verzehrt wird. Nicht nur die Nahrung, sondern alle für den Darm belastenden Faktoren können zu einem

INFO

KAISERSCHNITT-KINDER SIND ALLERGIEGEFÄHRDETER

Kinder, die durch einen Kaiserschnitt zur Welt kommen, bilden erst verzögert und in minderer Qualität ihre Darmflora, denn sie haben über den fehlenden Geburtsvorgang keinen Kontakt mit der Vaginalschleimhaut der Mutter. Durch den natürlichen Geburtsvorgang werden nämlich Keime über die Vagina und teils über den Damm auf das Kind übertragen, die die Darmflora aufbauen. Kaiserschnitt-Kinder haben zeitlebens trotz Gabe von Laktobazillen ein höheres Risiko für Allergien (Heuschnupfen, Neurodermitis) und Asthma.

Mikroben-Ungleichgewicht führen – der Darm wird dadurch anfälliger für Krankheiten. Die Konsequenzen können das gesamte Körpergeschehen stören.

Die Darmflora von Erwachsenen ist gekennzeichnet durch eine Vielzahl von Bakteriengattungen. Man unterscheidet zwischen sogenannten obligaten Keimen, die zu einer gesunden Darmflora gehören und viele Aufgaben übernehmen, und unerwünschten Keimen. Beispiele für Erstere sind *Escherichia coli*, Enterokokken-Arten, Bifidobakterien, Arten der Gattung *Bacteroides*, *Bacterioidetes*, Firmicuten oder Laktobazillen. Unerwünscht sind Streptokokken, Staphylokokken und beta-hämolysierende Streptokokken – sie können Entzündungen und Durchfall auslösen. Eine dritte Gruppe, die passageren Keime, hat keine positiven Funktionen für uns. Diese Keime werden aber von den »guten« Keimen in Schach gehalten. Bedenklich wird es nur, wenn deren Keimzahl erhöht ist. Das belastet die Darm-Mikrobiota, da mehr Fäulnis- und Zersetzungstoffe freigesetzt werden. Ebenso belastend ist, wenn aufgrund von zu vielen Kohlenhydraten in der Nahrung manche Keime in der Population zunehmen (Klebsiella, Citrobacter, Enterobakterien, Proteus und Pseudomonas), die das normale Keimverhältnis empfindlich stören und den pH-Wert im Darm verändern können.

Die Darm-Mikrobiota verteilt sich nicht gleichmäßig auf Dünn- und Dickdarm. In den ersten Abschnitten des Dünndarms befinden sich weniger Keime. Je mehr man in Richtung Dickdarm nach unten gelangt, desto höher ist die Keimbesiedlung. Im Dickdarm setzt sich die größere Anzahl der Keime aus Bakterien zusammen, die am besten unter Sauerstoffabschluss leben (Anaerobier). Aerobier, also Bakterien, die Sauerstoff brauchen, machen nur zwei Prozent der Dickdarmflora aus. Doch trotz ihrer geringen Verbreitung übernehmen sie wichtige Funktionen im Darm. Sie verhindern zum Beispiel, dass sich krank machende (pathogene) Keime an die Schleimhaut anheften können. Außerdem regulieren sie die Verdauung und helfen so bei Verstopfung. Sie verhindern Entzündungen im Darm, stabilisieren die Darmbarriere und stärken das Immunsystem.

Intakte Mikrobiota – gesunder Mensch

Für eine stabile Gesundheit ist nicht nur das einwandfreie Funktionieren der Organe wichtig, sondern ebenso die Tätigkeit der Bakterien im Darm. Sie begleiten wesentliche Aufgaben im Stoffwechselgeschehen, begünstigen die Aufnahme von Nährstoffen und wirken bei der Abwehrleistung mit. Die Darm-Mikobiota ist enorm wichtig, damit wir gesund bleiben. Ist sie nicht intakt, kann der Organismus auch nicht intakt sein. Immer wieder erfolgte Antibiotika-Therapien beispielsweise, aber ebenso verschiedene andere Medikamente beeinflussen die Darm-Mikrobiota negativ und verursachen unter anderem das Leaky-Gut-Syndrom ▸ **siehe Seite 21 und 107**.

Ist die Darmflora intakt, fühlt man sich rundum wohl und kann aktiv das Leben genießen.

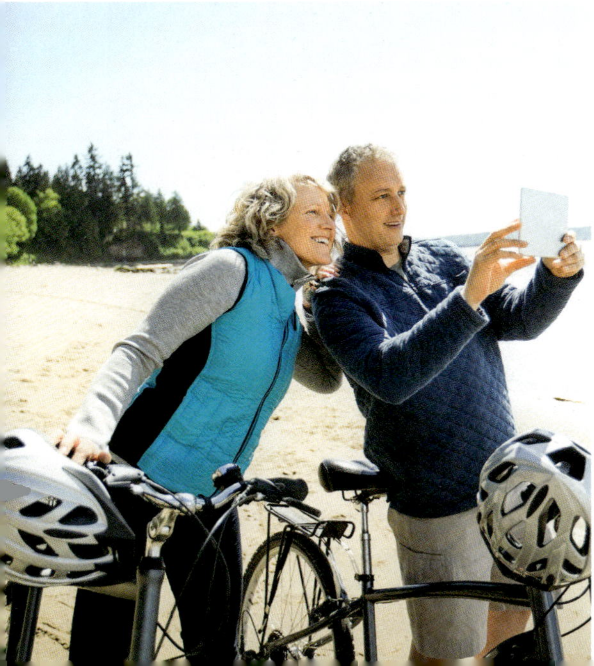

BAKTERIENZUSAMMENSETZUNG UND KRANKHEITEN

Interessant sind Untersuchungen, die einen Zusammenhang zwischen der Bakterienflora und bestimmten Krankheiten wie Darmkrebs aufdeckten. Nach Dr. Hauss (Vortrag in Radebeul, 2014) fand man bei 96 akut diagnostizierten Darmkrebspatienten mehr Bakterien des Stammes *Bacterioidetes* als bei gesunden Probanden. Gleichzeitig waren die *Firmicutes* bei den Darmkrebspatienten deutlich verringert. Zu den *Firmicutes* zählen beispielsweise die Clostridien. Auch bei entzündlichen Darmerkrankungen ist die Darmflora völlig anders zusammengesetzt und das *Faecalibacterium prausnitzii* ▸ **siehe Seite 44** ist reduziert! Noch wird über die Bedeutung spekuliert und es stellt sich die Frage, ob die Darmflora einen Einfluss auf die Entstehung von Entzündungen und Darmkrebs hat. Die Forschung in den nächsten Jahren wird äußerst spannend!

DAS VERDAUUNGSSYSTEM

Diese Seite gibt Ihnen einen Überblick über die einzelnen Stationen der Verdauung.

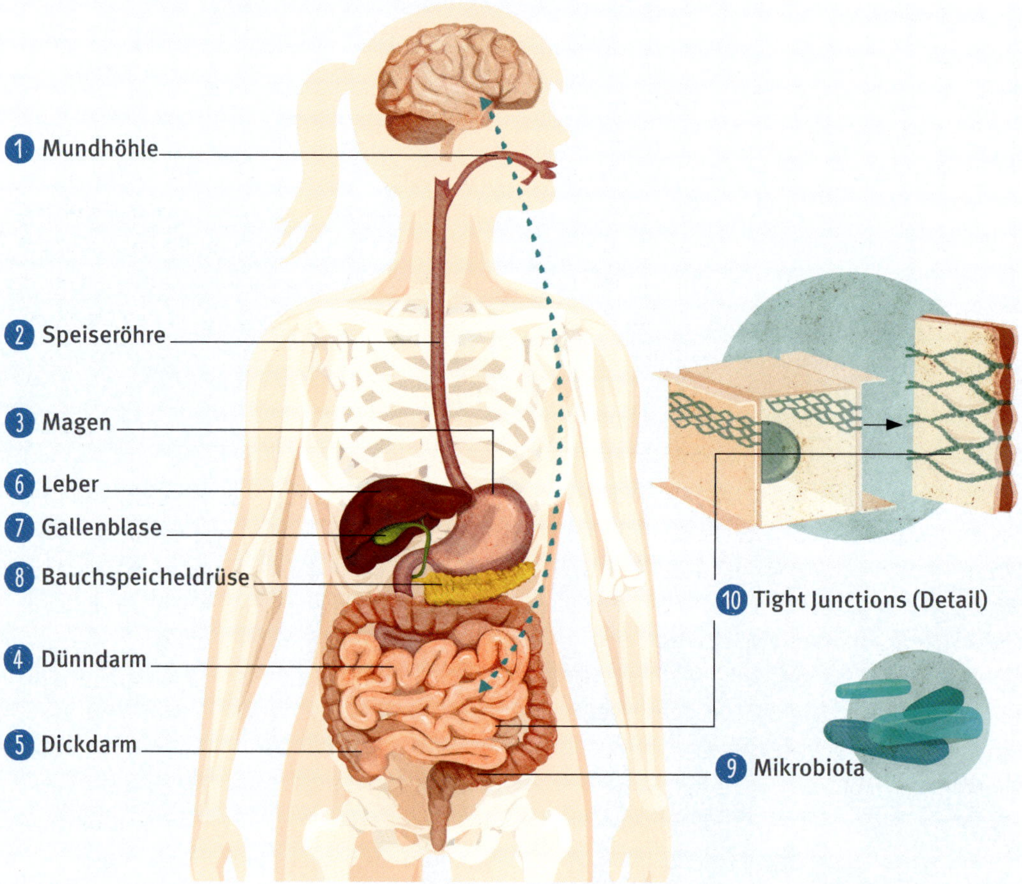

DIE VERDAUUNGSORGANE

1 In der **Mundhöhle** beginnt die Verdauung mit der mechanischen Zerkleinerung der Nahrung und der Vermischung mit Speichel. Dieser enthält ein Enzym, das Kohlenhydrate spaltet.

2 Die **Speiseröhre** dient dem Weitertransport des Speisebreis.

3 Im **Magen** wird der Speisebrei mit Magensaft durchmischt. Dieser enthält unter anderem Verdauungsenzyme, Mineralstoffe, Schleim und den Intrinsic-Faktor ▸ **siehe Seite 11** sowie Salzsäure (Magensäure).

4 Im **Dünndarm** ▸ **siehe Seite 11** findet die hauptsächliche Verdauung statt. Dazu wird der Speisebrei mit den Verdauungssäften sowie dem Bauchspeichel und der Gallenflüssigkeit durchmischt. Damit die Nährstoffe aus dem Dünndarm in den Blutkreislauf gelangen, stehen die Zellen der Darmwand mit einem engmaschigen Netz von winzigen Blutgefäßen (Haargefäße) in Verbindung.

5 Im **Dickdarm** ▸ **siehe Seite 11** wird durch rhythmische Bewegungen (Peristaltik) der Darminhalt weiter durchgeknetet. Dadurch wird dem Speisebrei Wasser entzogen, der Darminhalt wird zu Kot eingedickt.

6 Die **Leber** ist das Hauptentgiftungs- und Ausscheidungsorgan des Körpers, zudem Produktionsstätte der Gallensäure.

7 Die **Gallenblase** gibt die Gallensäure, die die Leber produziert, bei Bedarf in den Zwölffingerdarm ab. Die Gallensäure dient der Fettverdauung.

8 Die **Bauchspeicheldrüse** stellt den Bauchspeichel zur Verfügung. Er enthält Verdauungsenzyme, womit Fette, Kohlenhydrate und Eiweiße gespalten und aufgeschlossen werden können, außerdem neutralisiert er die Magensäure.

IN DER DARMSCHLEIMHAUT

9 **Die Darm-Mikrobiota** ▸ **siehe Seite 15** besteht aus Billionen von Mikroorganismen, die wesentlich am Stoffwechselgeschehen beteiligt sind und die Aufnahme von Nährstoffen begünstigen.

10 **Tight Junctions** sind schmale Bänder aus Eiweißen, die die Darmschleimhautzellen wie ein Gürtel umschlingen und zusammenhalten. Wenn aufgrund krankhafter Störungen das Zonulin, ein Regulator-Protein ▸ **siehe Seite 29**, ansteigt, öffnen sich in der Folge die Tight Junctions in der Darmschleimhaut. Dadurch wird die Durchlässigkeit der Darmschleimhaut verstärkt, das heißt, der Spalt zwischen den Zellen wird so groß, dass durch diese Löcher ▸ **siehe Seite 21** auch größere Nahrungspartikel oder Schadstoffe in den Körper eindringen können.

Der Darm ist unser größtes **Immunorgan**. 70 bis 80 Prozent aller Immunzellen sind hier lokalisiert.

Im Darm befindet sich ein eigenes Nervensystem, das **enterische Nervensystem** ▸ **siehe Seite 14**, das mit dem Gehirn in regem Austausch steht. Es wird auch als Bauchgehirn bezeichnet.

Ursachen für Störungen im Darm

Sie wissen nun, wie wichtig eine intakte Darmschleimhaut mit ihrer bakteriellen Besiedlung ist. Erforderlich dafür ist einerseits das Vorhandensein der wichtigsten Bakterienstämme ▸ **siehe Seite 16**, andererseits ist die aufgenommene Nahrung zu beachten – sie allein kann entscheiden, ob die Darm-Mikrobiota intakt ist oder nicht. Welche Nahrung für die Darmbakterien wichtig ist, lesen Sie auf Seite 69.

Zu den typischen Darmbeschwerden bei einem nicht intakten Darm zählen Aufstoßen, Blähungen und Winde, Durchfall, Verstopfung und Bauchschmerzen. Eher unspezifisch sind Kopfschmerzen / Migräne, Schlafstörungen, Muskelschmerzen, Juckreiz, Haarausfall, abnorme Müdigkeit, ADHS, Blutdruckstörungen, Autismus, multiple Sklerose und Herzprobleme. Darüber hinaus gibt es viele weitere Beschwerden, die entweder durch das Leaky-Gut-Syndrom ausgelöst werden oder die Folge einer Störung im Darm sind.

Für eine Störung im Darm kommen folgende Ursachen vorrangig in Betracht:

- Leaky-Gut-Syndrom (LGS)
- Störungen der Mikrobiota ▸ **siehe Seite 23**

Zu einem gesunden Darm führt nicht nur gesundes Essen mit wertvollen Inhaltsstoffen. Auch eine intakte Psyche hat Einfluss auf den Darm. Essen in geselliger Runde hebt die Stimmung.

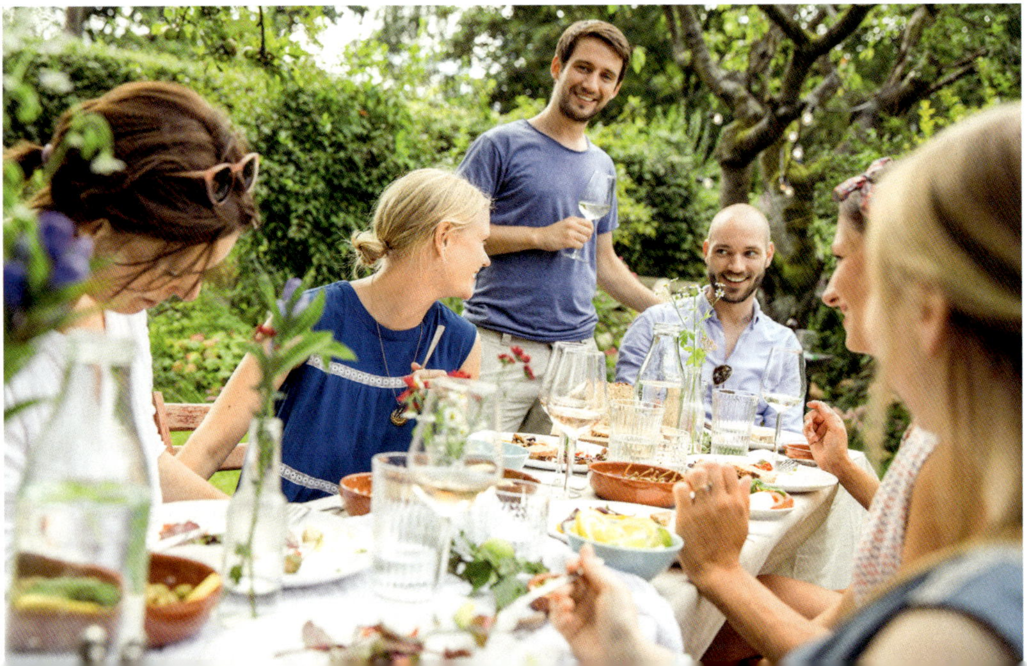

- Unverträglichkeiten von Nahrungsmitteln (Intoleranzen) ▸ **siehe Seite 24**
- Darmpilze ▸ **siehe Seite 24**

Leaky-Gut-Syndrom (LGS)

Der Begriff »Leaky-Gut-Syndrom« setzt sich aus den englischen Wörtern »gut« = Darm und »leaky« = durchlässig, undicht zusammen (ausgesprochen liki gat). Gemeint ist damit eine undichte Darmschleimhaut oder salopp gesagt: Löcher im Darm. Diese Löcher können zu Beschwerden wie Durchfall, Verstopfung, Blähungen, Allergien und Unverträglichkeiten von Lebensmitteln führen und zu vielen anderen Erkrankungen. Wer den Begriff Leaky-Gut-Syndrom geprägt hat, ist nicht eindeutig festzustellen. Tatsache ist, dass Wissenschaftler schon seit 1980 in Verbindung mit der Sprue-Erkrankung ▸ **siehe Zöliakie, Seite 120** von einer durchlässigen (löchrigen) Darmschleimhaut sprechen und dies weiter erforscht haben. Später berichteten andere Wissenschaftler ebenfalls von einem durchlässigen Darm im Zusammenhang mit Diabetes (M. Secondulfo et al. 1999 in Minerva Gastroenterol Dietol.), Asthma (A. Benard et al. 1996 in Journal Allergy Clin Immunol) und chronisch entzündlichen Darmerkrankungen (Y. Zolotarevsky et al. 2002 in Gastroenterol). Anfangs benutzte man noch den Begriff intestinale Permeabilitätsstörung (intestinal = zum Verdauungstrakt zählend, Permeabilität = Durchlässigkeit). Der Begriff Leaky Gut wird erst seit Anfang der 2000er-Jahre als Krankheitsbegriff verwendet.

WIE ENTSTEHEN LÖCHER IM DARM?

Wie Sie auf Seite 13 bereits gelesen haben, sind Dünn- und Dickdarm innen mit einer dreilagigen Schicht ausgestattet. Von innen nach außen folgen eine Schleimhaut, Schleimschicht und Darmbakterienschicht aufeinander. Diese Schichten grenzen den Darm als Barriere vom Körper ab.
Die »Löcher« im Darm entstehen in der Schleimhaut. Auf Seite 18 konnten Sie sehen, dass die Zellen wie mit einem Gürtel, den Tight Junctions ▸ **siehe Seite 19**, zusammengehalten werden. Der Spalt zwischen den Zellen ist gerade so durchlässig, dass der Körper lebenswichtige Nährstoffe aufnehmen kann. Sind die Tight Junctions jedoch defekt, indem sie sich unkontrolliert öffnen, wird die Schleimhaut übermäßig durchlässig – es entstehen die gefürchteten Löcher. Dann besteht die Gefahr, dass Stoffe über den Darm in den Körper gelangen, die eigentlich draußen bleiben müssen. Dazu zählen grobstoffliche Nahrungspartikel, Krankheitserreger und Giftstoffe (Umweltgifte, Bakterientoxine, Fremdeiweiße).

WELCHE FOLGEN HABEN DIE LÖCHER?

Alle Fremdstoffe, die die Darmschleimhaut durchdringen, führen zu ganz normalen Abwehrreaktionen. Der Körper wehrt sich gegen diese Stoffe mit Entzündungen.

WENN SICH DER BAUCH BLÄHT

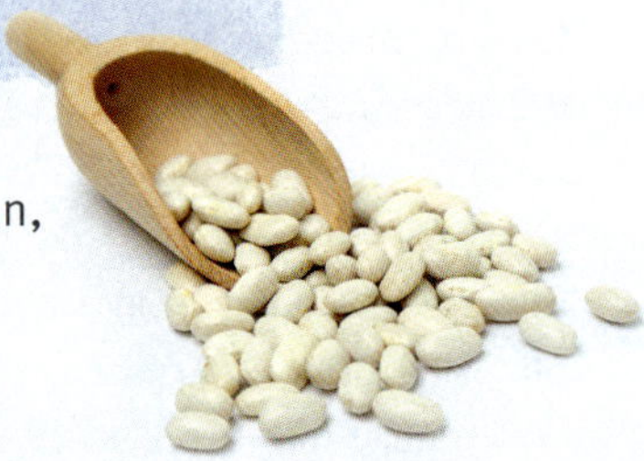

Häufige Gasbildung im Darm zeigt an, dass dort etwas nicht stimmt.

Zu den Darmgasen zählen Blähungen und Winde ▸ **siehe Seite 83**. Beim Gesunden entstehen normalerweise weniger als 200 Milliliter Darmgase pro Tag im Magen-Darm-Trakt. Die Menge schwankt jedoch je nach aufgenommener Nahrung und kann bis auf zwei Liter ansteigen. Ballaststoffreiche Nahrung, die im Dickdarm bakteriell abgebaut wird, steigert die Menge der Darmgase. So kann ein Bohnengericht den Gasausstoß verzehnfachen. Auch »verschluckte Luft« bei Schnellessern, die größtenteils durch Aufstoßen wieder aus dem Magen entweicht, kann über den Darm abgehen.

Darmgase enthalten Stickstoff, Sauerstoff, Kohlendioxid, Wasserstoff, Methan – diese sind geruchlos. Der unangenehme Geruch wird durch Spuren flüchtiger bakterieller Eiweißabbauprodukte wie Indol, Skatol, Ammoniak oder Schwefelwasserstoff hervorgerufen. Die Gase können die Darm-Mikrobiota empfindlich verletzen, Ammoniak kann sogar zu einem chronischen Entzündungsgeschehen im Darm führen. Muss permanent Ammoniak entgiftet werden, verbraucht der Körper viel Energie (ATP).

DAS ANO-DARMPESSAR

Bereits im Jahr 1918 erkannte der Stuttgarter Kaufmann Richard Kirchhoff, dass viele Krankheiten durch Gase im Darm entstehen. Er bezog sich auf den russischen Nobelpreisträger Metschnikow (»Der Tod sitzt im Darm«), der schrieb, dass bei einer einigermaßen guten Darmfunktion keine Krankheit entstehen kann. Kirchhoffs Fazit: Blähungen müssen verhütet werden, damit der kranke Darm heilen kann. Dadurch verschwinden Verstopfung und Gelenkbeschwerden, die Leber wird durch Reduzieren von Bakteriengiften entlastet, die Darmtätigkeit aktiviert, Kopfschmerzen werden reduziert. Ebenso verschwinden viele andere durch Darmgifte ausgelöste Beschwerden. Daher entwickelte Kirchhoff ein Darmröhrchen, das Ano-Darmpessar. Es wird über Nacht im After getragen und wirkt als Ventil: Sobald Gase entstehen, werden sie geräuschlos nach außen freigesetzt. Vor der morgendlichen Stuhlentleerung wird es herausgenommen und gereinigt. Das Darmpessar ist über das Internet erhältlich und kostet ca. 20 Euro.

Sie sind Teil des Abwehrkampfes. Zusätzlich kann es durch die Bildung von Antikörpern gegen die aufgenommenen Fremdstoffe zu allergischen Symptomen kommen, die sowohl im Darm, in der Lunge als auch auf der Haut auftreten können.
Die erwähnten Entzündungsreaktionen sind allerdings nicht nur die Folge des Leaky-Gut-Syndroms, sondern sie können ebenso Auslöser für diese Krankheit sein, da sie die Barrierefunktion im Darm verschlechtern.

SYMPTOME DES LEAKY-GUT-SYNDROMS

Die Beschwerden, die beim Leaky-Gut-Syndrom auftreten, reichen von harmlosen Befindlichkeitsstörungen bis hin zu massiven Beeinträchtigungen des körperlichen Wohlbefindens. Sie können durch das Leaky-Gut-Syndrom selbst entstanden sein oder sie sind Folge anderer Darmstörungen wie Nahrungsmittelunverträglichkeiten ▸ **siehe Seite 110**, Allergien ▸ **siehe Seite 78** oder Darmpilze ▸ **siehe Seite 87**.
Ob das Leaky-Gut-Syndrom nun zuerst da war oder der Pilzbefall oder die Unverträglichkeit, ist oft schwer zu sagen. Wesentlich aber ist, dass bei immer mehr Erkrankungen außerhalb des Darms der Darm als Ursache identifiziert wird. Zu den Erkrankungen, die in Verbindung mit dem Leaky-Gut-Syndrom stehen oder dadurch ausgelöst werden, zählen alle Beschwerden, die im dritten Kapitel näher erläutert werden, zudem noch Autismus, Entzündungen, Fibromyalgie, Karies, Lebererkrankungen, chronische Nierenerkrankungen, Osteoporose und Osteomalazie, Schizophrenie und andere Psychosen, Schwermetallbelastungen, Stoffwechselstörungen und Verhaltensstörungen.

Gestörte Mikrobiota

Die Mikroorganismen der Darm-Mikrobiota ▸ **siehe Seite 15** unterstützen Dünn- und Dickdarm bei ihren vielfältigen Aufgaben. Ist die Darm-Mikrobiota geschädigt, bedeutet das, dass die Zusammensetzung der Darmflora beeinträchtigt ist. Verschiedene Faktoren begünstigen Störungen der Mikrobiota und des Darms. Neben Darmpilzen, Medikamenten (Antibiotika, Sulfonamide, Cortison, Hormonpräparate und andere) kommen Belastungen aus der Umwelt dazu, einseitige Kost (etwa zu viele Kohlenhydrate), Zusatzstoffe in Lebensmitteln, häufige und langjährige Gasbildung, jahrelange Verstopfung, Durchfälle, Nahrungsmittelintoleranzen, Allergien, das Reizdarm-Syndrom ▸ **siehe Seite 116** und fehlende Vitalstoffe.
Wenn wichtige Keime fehlen oder in ihrer Population dezimiert sind, können zum Beispiel entzündliche Darmerkrankungen entstehen. Als Folgen und Spätschäden von Mikrobiota-Störungen gibt es eine Jahr für Jahr wachsende Zahl von chronisch Kranken, von vielen Nahrungsmittelintoleranzen und -allergien oder von Rheuma- und Schilddrüsenkranken.

TIPP

RICHTIG HANDELN BEI ERHÖHTEM PH-WERT DES STUHLS

Liegt der pH-Wert (= Säuregrad) im Stuhl höher als pH 6,5, ist die Zusammensetzung der Darmflora gestört. Vermutlich überwiegen aufgrund eiweißreicher Nahrung eiweißspaltende Fäulniskeime, die über basische Stoffwechselprodukte den pH-Wert anheben. Dadurch verändert sich die Konsistenz der Schleimschicht mit krank machenden Folgen.

So messen Sie Ihren pH-Wert: Lösen Sie ein Kügelchen Stuhl in wenig Wasser auf. Mit Lackmuspapier (Apotheke) können Sie dann den pH-Wert bestimmen. Ist er zu basisch, muss er reguliert werden.

So regulieren Sie den pH-Wert:

1. Aufbau einer Säuerungsflora über spezielle Keime, wie ProBio-Cult laktosefrei® ▸ **siehe Seite 46** oder Darm-LA-5® ▸ **siehe Seite 46**
2. Danach Ansäuern des Darmmilieus zum Beispiel mit Remisyx® oder Lactisol-Kapseln® ▸ **siehe Seite 50**

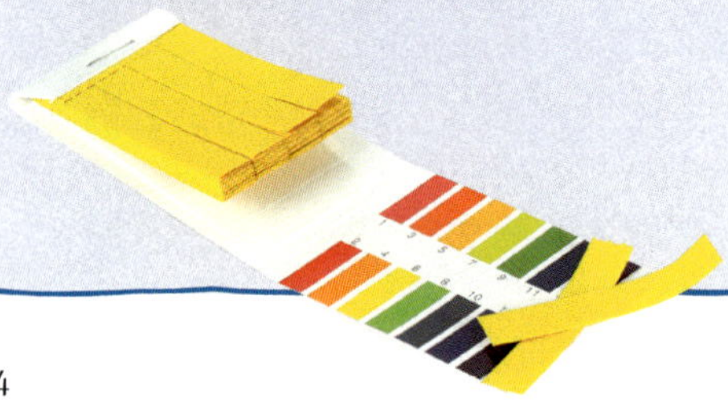

Gestörter Darm durch Nahrungsmittelunverträglichkeiten

Die dritte und sehr häufig vorkommende Ursache für Darmbeschwerden und allgemeine körperliche Beschwerden sind Nahrungsmittelunverträglichkeiten ▸ **siehe Seite 110**. Sie sind nicht zu verwechseln mit Nahrungsmittelallergien, bei denen es zu Reaktionen vom Soforttyp kommt ▸ **siehe Seite 78**. Je nach Intensität der Reaktion können die Folgen lebensbedrohlich sein. Bei der Nahrungsmittelunverträglichkeit, auch als Intoleranz bezeichnet, handelt es sich um eine Stoffwechselstörung. Die Beschwerden, die damit im Zusammenhang stehen, sind sehr vielfältig ▸ **siehe Seite 110** und können auch noch nach 48 Stunden – gerechnet von der Aufnahme des Nahrungsmittels – auftreten. Dadurch fehlt oft der zeitliche Zusammenhang zwischen der verzehrten Nahrung und der Unverträglichkeitsreaktion. Im Prinzip können alle Beschwerden wie Migräne, Haarausfall, Magenschleimhautentzündung, Gelenkbeschwerden, Depressionen, Sehstörungen und viele andere durch eine Nahrungsmittelunverträglichkeit entstehen. Wie die Nahrungsmittelintoleranz diagnostiziert wird, lesen Sie ab Seite 32.

Darmpilze

Eine der häufigsten Ursachen für die Entstehung von Störungen im Darm wie das Leaky-Gut-Syndrom sind nach Ansicht des

Mikrobiologen Dr. Reinhard Hauss aggressive Hefen, also ein Hefepilzbefall.

CANDIDA & CO.

Der häufigste Darmpilz ist der Hefepilz *Candida albicans*. Auch wenn die meisten Hefepilzinfektionen ohne Beschwerden verlaufen, gehören Pilze nicht zur normalen Darmflora. Bei Problemen mit dem Darm und der Verdauung wie Durchfall und Blähungen sollte stets eine Stuhluntersuchung klären, ob ein Pilz der Verursacher ist.
In der Vergangenheit wurden sogar Zusammenhänge zwischen Pilzen (Mykosen) und Gedeihstörungen von Kindern festgestellt – mit und ohne Darm-Symptomatik. Neben den oft wässrigen Durchfällen kam es bei den Kindern häufig zu Gärungsdyspepsien. Darunter versteht man eine Verdauungsstörung durch mangelhaften Abbau von Kohlenhydraten im Bereich des oberen Dünndarms – dies führt zu einer verstärkten bakteriellen Gärung durch gasbildende Bakterien. Als Symptome treten Oberbauchbeschwerden, eine erhöhte Beweglichkeit des Darms (Peristaltik), Darmgeräusche und Blähungen sowie Durchfälle auf. Der Stuhl riecht übel und ist breiig.
Ein Hefepilzbefall tritt vor allem bei Kindern häufig nach Antibiotika-Therapien auf. Nicht nur Darmbeschwerden, sondern auch Infektanfälligkeit, chronische Heiserkeit und Rachenentzündungen können auf eine Candida-Infektion hindeuten.

CANDIDA FÜHRT ZU WEITEREN BESCHWERDEN

Hefepilze können neben dem Leaky-Gut-Syndrom weitere Erkrankungen auslösen. Bei einer Magenschleimhautentzündung gelangen sie durch die defekte Schleimhaut an die dahinter liegenden Blutgefäße und können sie angreifen und dadurch zu einer Entzündung dieser Blutgefäße sowie zu einer Bauchfellentzündung führen. Beim Reizdarm mit Blähungen, Bauchschmerzen und Durchfällen wurden keine bakteriologischen und röntgenologischen Befunde ermittelt,

Bekommen Kinder oft Antibiotika, siedeln sich im Darm Hefepilze an und lösen Durchfall aus.

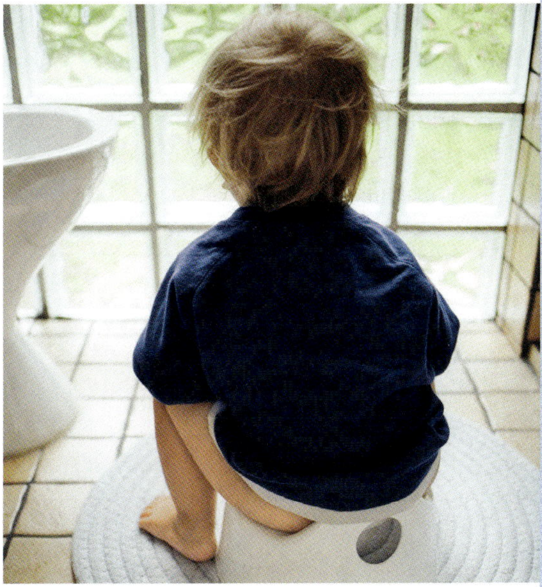

INFO

NYSTATIN – WIRKSAMES MITTEL GEGEN HEFEPILZE

Der Wirkstoff Nystatin ist ein von dem Strahlenpilz *Streptomyces noursei* hergestelltes Antibiotikum. Es wurde von zwei Mitarbeitern des New York State Departments entdeckt und zu Ehren des Staates New York N. Y. State in (Nystatin) benannt. Früher erfolgte die Behandlung von Mykosen mit Antiseptika. Das rezeptfrei erhältliche Nystatin zählt zur Gruppe der Polyen-Antibiotika – alle Polyen-Präparate sind Fermentationsprodukte von *Streptomyces noursei*, also nicht synthetisch hergestellt. Nystatin (zum Beispiel Adiclair®, Biofanal®) ist untoxisch und wird im Körper nicht verstoffwechselt. Je nach Dosis hemmt das Mittel das Wachstum der Hefepilze oder tötet sie ab.

ebenso keine krankhaften Stoffwechselbefunde. Allerdings hatten nach G. Holti 56 von 65 Patienten Hefepilze im Stuhl (aus: Symposium on Candida infections, 1966, Hrsg. von H. I. Winner und R. Hurley). Auch bei Scheidenpilzen sollte der Darm mitbehandelt werden. Ein Hefepilzbefall der Scheide hat oft einen Darmpilz als Ursache. Pilze wandern gern und so können Pilzsporen im Dammbereich in die Scheide oder Pilzsporen der Haut in den Verdauungstrakt gelangen. Sie können dort eine Infektion auslösen. Wichtig ist, dass generell bei Hautbeschwerden an eine Pilzinfektion im Darm gedacht wird.

Weitere Ursachen für das Chaos im Darm

Lektine

Diese Proteine (Eiweiße) sind weit verbreitet und können von Pflanzen oder Mikroorganismen gebildet werden. Pflanzen wehren sich damit gegen das Gefressenwerden. Lektine sind also sogenannte Pflanzenschutzstoffe. Ein Bestandteil von Gluten, das Gliadin, zählt ebenfalls zu den Lektinen.
Lektine können sich an die Zellen der Darmwand anheften und diese beschädigen. Als Folge wird die Aufnahmefähigkeit für Nährstoffe beeinträchtigt, wodurch ein Mangel an wichtigen Nährstoffen wie Vitaminen und Mineralstoffen entstehen kann. Der Körper stuft Lektine als gefährlich ein. Als Folge greift das Immunsystem die Lektine an – und mit ihnen leider auch gesundes Gewebe, da die Lektine mit den gesunden Zellen eng verbunden sind. Auf diese Weise können Autoimmunkrankheiten wie multiple Sklerose entstehen. Aber auch Erkrankungen wie Arthritis, Morbus Crohn, Fibromyalgie, Reizmagen oder Schilddrü-

senprobleme bringen Forscher heute mit Lektinen in Verbindung.
Einige Lektine erschweren die Verdauung bestimmter Nahrungsbestandteile, darunter auch Stärke. Da Lektine in vielen Pflanzen vorkommen, ist es schwierig, sie gänzlich zu meiden. Die für den Menschen besonders belastenden und toxischen Lektine finden sich in hohen Konzentrationen im Getreide (vor allem Weizen) und in Hülsenfrüchten (vor allem Soja). Bei Verdacht auf Belastungen durch Lektine (Leaky-Gut-Syndrom, Nahrungsmittelintoleranzen, Verdauungsstörungen, Autoimmunerkrankungen) ist es ratsam, zumindest auf Hülsenfrüchte und Weizen zu verzichten. Deshalb ist beides in der Paleo-Diät ▸ **siehe Seite 72** verboten.

Vitamin-D_3-Mangel

Untersuchungen aus den Jahren 2008, 2011 und 2015 ergaben einen Zusammenhang zwischen einem Vitamin-D_3-Mangel und dem Leaky-Gut-Syndrom. Wurde Vitamin D_3 kombiniert mit Vitamin A eingenommen ▸ **siehe Seite 58**, verbesserten sich der Zustand der Darmschleimhaut sowie die Barrierefunktion und damit auch die Darm-Mikrobiota. Entzündliche Darmschleimhauterkrankungen wie Morbus Crohn oder Colitis ulcerosa gingen zurück.

Hülsenfrüchte, vor allem Soja und Produkte daraus, enthalten reichlich Lektine, die der Pflanze als Fraßschutzstoffe dienen. Lektine zählen zu den Auslösern des Leaky-Gut-Syndroms.

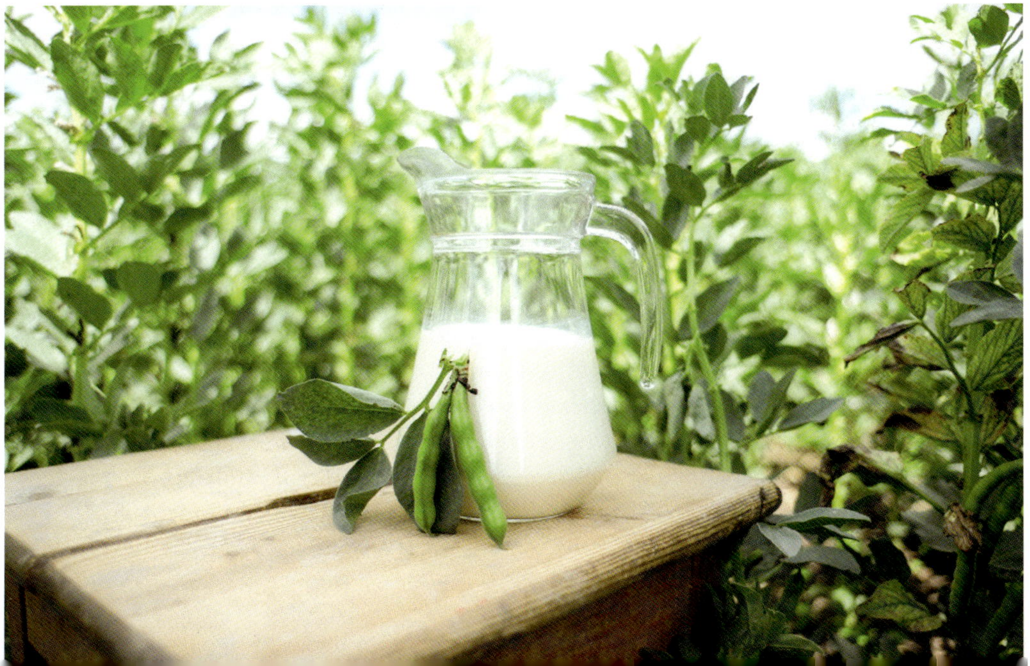

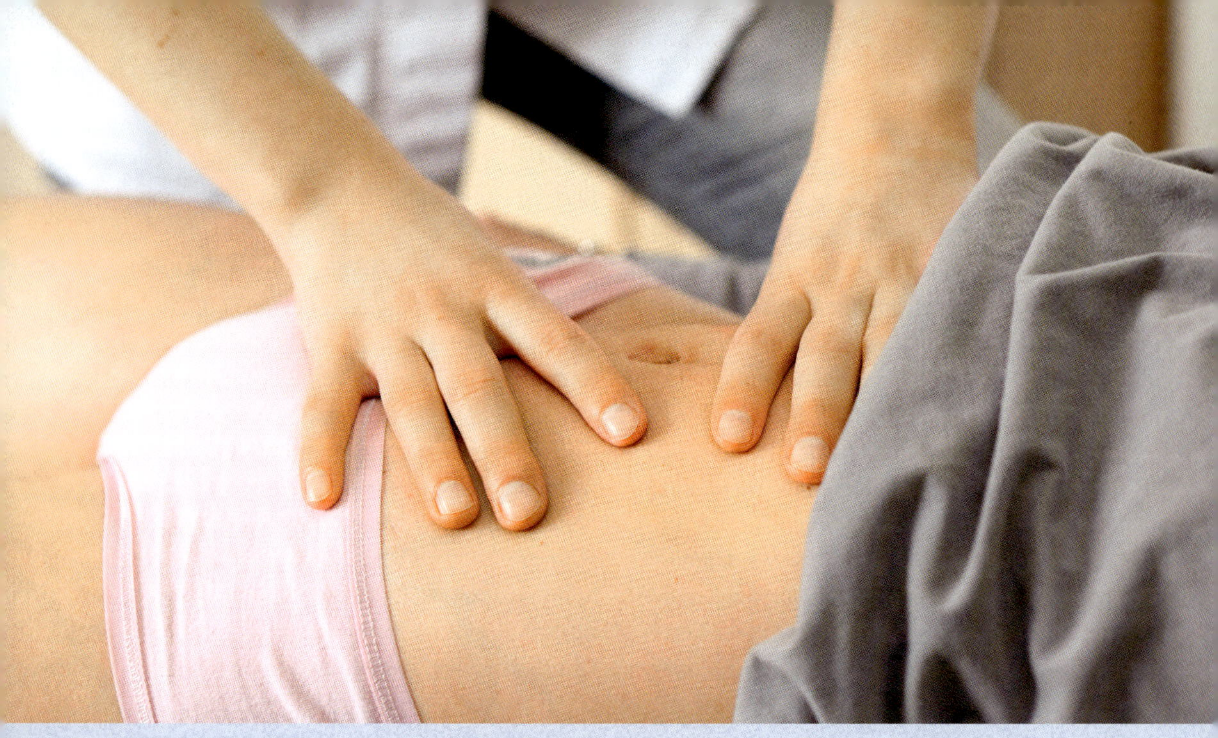

WIE SICH STÖRUNGEN IM DARM FESTSTELLEN LASSEN

Sie wissen nun, wodurch die Darmflora gestört werden kann. Doch wie lassen sich Entzündungen, Mikrobiota-Störungen, Nahrungsmittelunverträglichkeiten und das Leaky-Gut-Syndrom feststellen? Aufgrund der Beschwerden lässt sich ein Verdacht äußern, zum Beispiel auf Pilzbefall oder eine Unverträglichkeit. Für die sichere Diagnostik sind Laboruntersuchungen erforderlich, die ich Ihnen auf den folgenden Seiten vorstelle. Darüber hinaus gibt es weitere Tests, die helfen, Darmbeschwerden einzugrenzen und Ursachen aufzudecken. Zu ihnen zählen Tests auf Histamin-, Fruktose- und Laktose-Unverträglichkeit ▸ **siehe Seite 112 und 114** sowie Glutensensitivität ▸ **siehe Seite 121**. Für die Erfassung des Zustands der Darmflora werden von den Laboren spezielle Untersuchungen angeboten ▸ **siehe Adressen, Seite 123**.

Diagnose des Leaky-Gut-Syndroms

Sie wird vor allem durch Labortests auf Alpha-1-Antitrypsin und Zonulin gestellt, in Facharztpraxen auch mit dem PEG-Test. Für die Feststellung des Leaky-Gut-Syndroms genügt jedoch ein Test. Ich empfehle den Alpha-1-Antitrypsin-Test, denn damit gibt es die meisten Erfahrungen.

Alpha-1-Antitrypsin-Test

Das Enzym Alpha-1-Antitrypsin wird vor allem in Leber-, Lungen- und Darmzellen produziert. Es hilft dem Körper bei Entzündungen. Der Grenzwert dafür liegt bei 40 mg / dl. Sowohl bei Entzündungen wie Colitis ulcerosa und Morbus Crohn oder bei Allergien als auch bei einer durchlässigen Darmschleimhaut (etwa durch Nahrungsmittelintoleranzen, -allergien oder Zöliakie) ist der Wert erhöht. Auch Medikamente wie Diclofenac, Salizylsäure (Aspirin) oder salizylhaltige Lebensmittel wie Curry, Paprika, Peperoni können den Wert erhöhen. Dieser Labortest ist der wichtigste Test, der bei jedem Verdachtsfall über eine Stuhluntersuchung bestimmt werden sollte. Liegt der Wert über dem Grenzwert, kann ein Leaky-Gut-Syndrom angenommen werden.
Der Alpha-1-Antitrypsin-Nachweis im Stuhl kostet etwa 11 bis 15 Euro und wird von den gesetzlichen Kassen erstattet, wenn ein Kassenarzt die Untersuchung anordnet.

Zonulin-Test

Dies ist der zweitwichtigste Test. Er wurde von dem italienischen Arzt Dr. Fasano als Zöliakie-Diagnose-Test entwickelt. Jedoch gibt es erst seit 2016 reproduzierbare Studien, die diesen Test untermauern – bis vor Kurzem wurde er wegen seiner Unzuverlässigkeit und wegen fehlender Grenzwerte nicht von allen Laboren angeboten.
Zonulin ist ein Regulator-Protein, das die Tight Junctions ▸ **siehe Seite 19** in der Darmschleimhaut öffnet und dadurch die Durchlässigkeit der Darmschleimhaut verstärkt, was zum Leaky-Gut-Syndrom führen kann. Deshalb sind erhöhte Werte im Blutserum oder Stuhl ein Hinweis für ein Leaky-Gut-Syndrom. Im Stuhl sollten die Werte unter 78,0 ng / ml, im Serum unter 48,0 ng / ml liegen. Gluten kann beispielsweise die Zonulin-Werte ansteigen lassen. Dies geschieht unmittelbar nach dem Verzehr von glutenhaltigen Getreidearten. Je mehr Zonulin nun im Blut oder Stuhl ist, desto wahrscheinlicher ist ein Leaky-Gut-Syndrom.
Der Zonulin-Test im Stuhl kostet etwa 30 bis 45 Euro. Er wird von den gesetzlichen Kassen nicht erstattet.
Hinweis: Essen Sie nicht unmittelbar vor dem Test glutenhaltige Nahrungsmittel, um den Test nicht zu verfälschen.

PEG-Test

Nach Entleeren der Blase trinkt man eine Lösung mit Laktulose und Mannitol.

IST MEIN DARM INTAKT?

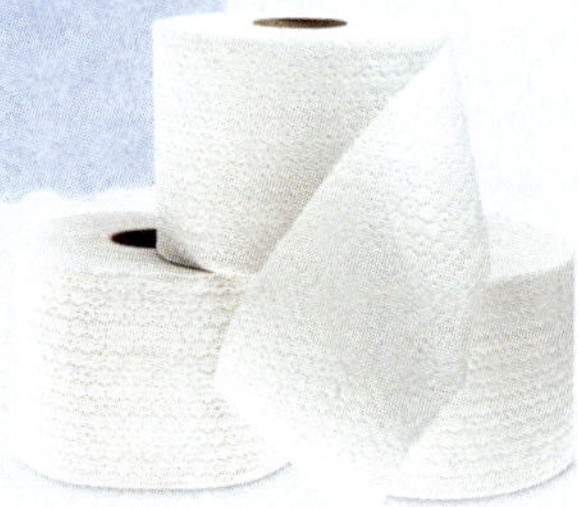

Ein Stuhltest zeigt, ob der Verdacht einer Störung im Darm naheliegt.

Ist der Stuhl fest geformt und von mittelbrauner Farbe, besteht mit hoher Wahrscheinlichkeit keine Verdauungsschwäche. Eine Darmstörung ▸ **siehe Info rechts** kann beim Mangel an Verdauungsenzymen der Bauchspeicheldrüse beginnen und über Hefepilzerkrankungen bis zum Leaky-Gut-Syndrom reichen.

DER STUHLTEST – WAS SOLL IM LABOR UNTERSUCHT WERDEN?

Falls Sie selbst oder Ihr Arzt / Heilpraktiker den Stuhl an ein Fachlabor einschicken, sind diese Parameter am wichtigsten bei Verdacht auf …

… Leaky-Gut-Syndrom:
Alpha-1-Antitrypsin (evtl. Zonulin)

… einen Pilzbefall:
Test auf Hefe- und Schimmelpilze

… eine gestörte Darm-Mikrobiota:
Bestimmung der aeroben Stuhlflora – alternativ eine Darmfloraanalyse (Komplettstatus aerobe und anaerobe Stuhlflora)

… Störungen der Schleimschicht:
Test auf die Keime *Faecalibacterium prausnitzii* und *Akkermansia muciniphila*

… Störungen im Fettstoffwechsel:
Verhältnis von *Bacteroides-* zu *Firmicutes-*Bakterien ▸ **siehe Seite 94**

… eine geschwächte Bauchspeicheldrüse:
Elastase-1

… Entzündungen:
Calprotectin, Lysozym, sIgA

INFO

WENIGER PAPIER BEI EINEM GESUNDEN DARM

Je weniger Toilettenpapier Sie benötigen, desto besser. Dies zeigt, dass der Darm einwandfrei arbeitet und die Stuhlzusammensetzung in Ordnung ist. Denn ein gesunder Darm benetzt den Stuhl im Mastdarm mit so viel Schleim, dass dieser ungehindert entweichen kann. Ist der Stuhl jedoch schmierig und ist viel Toilettenpapier nötig, dann ist die Darmflora gestört, etwa durch Pilze. Lassen Sie dann den Stuhl untersuchen!

Der Test wird deshalb auch als Laktulose-Mannitol-Test bezeichnet. Laktulose und Mannitol sind Zuckerarten, die im Dünndarm nicht verstoffwechselt werden. Mannitol wird von den Darmschleimhautzellen aufgenommen und mit dem Urin wieder ausgeschieden. Laktulose wird nur in geringem Umfang vom Darm aufgenommen, weshalb sie auch nur in kleinen Mengen im Urin nachweisbar ist.
Ist die Darmschleimhaut undicht, ändert sich die Aufnahmemenge dieser beiden Zucker. Die undichte Darmschleimhaut ist weniger aktiv, sodass auch weniger Mannitol aufgenommen wird. Dagegen kann die Laktulose jetzt in größeren Mengen den undichten Darm durchdringen, ins Blut und dann in den Urin gelangen. Wichtig bei der Beurteilung ist das Verhältnis der resorbierten Mengen dieser beiden Zucker, man gibt sie in Form des L / M-Quotienten (L / M = Laktulose / Mannitol) an und beurteilt danach die Durchlässigkeit der Darmschleimhaut. Der Test kostet je nach Labor 50 bis 80 Euro und wird von der Krankenkasse erstattet.

Diagnose von entzündlichen Darmerkrankungen

Beta-Defensin-Stuhltest

Beta-Defensine sind kleine Eiweiße (Peptide), die aus 33 bis 47 Aminosäuren bestehen. Sie kommen in allen tierischen Organismen vor und sind für die Abwehr von mikrobiellen Erregern wichtig. Erniedrigte Werte deuten unter anderem auf eine erhöhte Durchlässigkeit der Darmschleimhaut hin. Hauptsächlich wird der Beta-Defensin-Test bei Verdacht auf entzündliche Darmerkrankungen wie Morbus Crohn herangezogen. Er kostet 25 bis 30 Euro und wird nicht von der Krankenkasse erstattet.

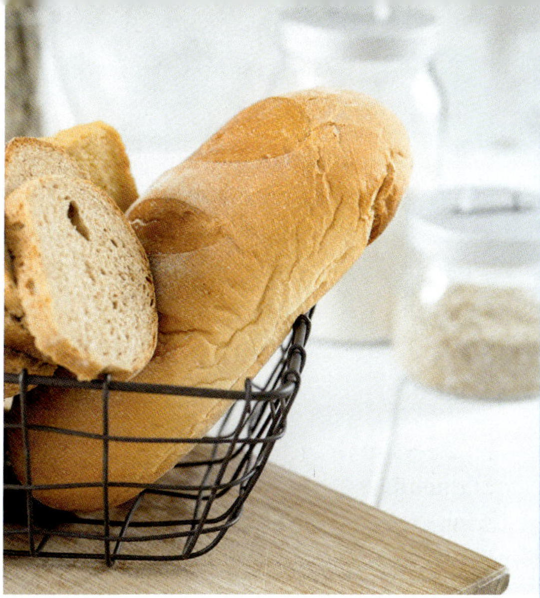

Glutenhaltige Nahrungsmittel wie Weizenbrot können zu Nahrungsmittelintoleranzen führen.

Sekretorisches IgA im Stuhl

Immunglobuline (Ig) sind Eiweiße, die Teil unseres Immunsystems sind und sowohl im Blut als auch in den Schleimhäuten unseres Körpers vorkommen. Dort bilden sie eine Schutzbarriere gegen Krankheitserreger und verhindern, dass Erreger in den Körper eindringen können. Immunglobuline A (IgA) sind y-förmige Eiweißkörperchen, sie liegen

nicht nur im Blut vor, sondern werden auch von den Schleimhäuten als sogenanntes sekretorisches IgA (sIgA) abgesondert. Denn schon in der Schleimhaut fangen die IgA-Moleküle Krankheitserreger ab, damit sie nicht in den Körper gelangen. Sind die Werte von sIgA erniedrigt (Normwert 510–2040 g / dl), weist dies auf Zöliakie, Allergien, Abwehrschwäche oder Pilzbefall im Darm hin. Auch ein spezieller Immundefekt kann zu chronisch erniedrigten sIgA-Werten führen. Die Bestimmung des sIgA wird vorwiegend bei Verdacht auf Entzündungen herangezogen. Wird ein Immundefekt ausgeschlossen, kann ein niedriger sIgA-Wert auf eine erhöhte Durchlässigkeit der Darmschleimhaut hinweisen. Für die sichere LGS-Diagnose sind andere Tests jedoch aussagekräftiger ▸ **siehe Seite 29**.
Die Bestimmung kostet etwa 10 Euro und wird von der Krankenkasse nicht erstattet.

Weitere Marker im Stuhl bei Entzündungen im Darm

Calprotectin ist ein Protein, das Kalzium und Zink bindet. Mit der Bestimmung des Calprotectins wird die Einwanderung von speziellen weißen Blutkörperchen (Granulozyten) in den Darm erfasst. Ein erhöhter Wert spricht für eine Entzündung wie Morbus Crohn, Colitis ulcerosa oder andere Darmentzündungen wie Divertikulitis.
Die Bestimmung kostet etwa 15 Euro und wird von der Krankenkasse erstattet.

Das Enzym **Lysozym** ist Teil der Abwehr des Körpers gegen die Zellwände (Umhüllung) einiger Bakterienarten. Es wird von bestimmten weißen Blutkörperchen gebildet (Granulozyten, Monozyten) und hemmt das Wachstum von Bakterien. Deshalb wird es bei entzündlichen Erkrankungen, zum Beispiel bei Morbus Crohn, Colitis ulcerosa und Divertikulitis, vermehrt nachgewiesen. Entzündungsreaktionen lösen einen verstärkten Übertritt dieses Enzyms in den Darm aus. Bei der Stuhluntersuchung ist Lysozym häufiger positiv als das Calprotectin – deshalb bevorzuge ich diesen Test.
Die Lysozym-Bestimmung kostet etwa 25 Euro und wird nicht erstattet.

Darmpilze feststellen

Um Darmpilze festzustellen, gibt es nur die Möglichkeit, eine Stuhlprobe in einem Fachlabor untersuchen zu lassen. Dort wird auf Candida- und Schimmelpilze getestet.
Der Test kostet zwischen 20 und 30 Euro und kann bei ärztlich verordneter Notwendigkeit erstattet werden.

Nahrungsmittelunverträglichkeiten feststellen

Die Diagnose von Nahrungsmittelallergien ▸ **siehe Seite 78** erfolgt heute fast immer noch durch den Prick- oder Epicutantest. Dabei wird die Haut angeritzt und eine verdünnte

Substanz des Allergens oder eine ganze Reihe davon auf die Haut aufgebracht. Liegen Allergien vom Soforttyp vor, kann der Prick-Test helfen, das belastende Allergen aufzuspüren. Dies ist allerdings bei Nahrungsmittelintoleranzen selten der Fall, denn das Nahrungsmittel reagiert ja nicht auf der Haut, sondern an der Darmschleimhaut. Zum Atemtest auf Intoleranzen lesen Sie mehr auf Seite 112.

IgG-Test bei Unverträglichkeiten

Für diesen Test muss der Arzt oder Heilpraktiker Ihnen Blut abnehmen und an ein spezielles Labor schicken. Dort wird geprüft, auf welche Nahrungsmittel Sie mit Unverträglichkeiten reagieren. Nach der Menge der zu testenden Lebensmittel richtet sich das Honorar. Es liegt bei kleinen Auswertungen von etwa 40 bis 50 Werten bei zirka 90 Euro, bei größeren Auswertungen von 270 Lebensmitteln bei etwa 350 Euro. Nahrungsmittel, die als belastend identifiziert wurden, sollten für mehrere Monate gemieden werden. Würden sie trotzdem verzehrt, so Professor Jirikowski, Universität Jena, in einem Vortrag über Intoleranzen, könne dies zur fortschreitenden Degeneration von Dünndarmzotten führen. Giftstoffe, unvollständig verdaute Nahrungsbestandteile, Toxine und Stoffwechselprodukte gelangen durch die geschädigte Darmschleimhaut in den Blutkreislauf und verursachen im Körper chronische Entzündungsreaktionen sowie allergische oder autoimmunologische Reaktionen, die mit unterschiedlichsten Krankheitsbildern einhergehen können. Im Lauf der Zeit stellt sich ein Teufelskreis ein, wodurch die Darmschleimhaut kontinuierlich weiter geschädigt beziehungsweise zerstört wird.

INFO

EFFEKT DER AUSSCHLUSSDIÄT

Zwei Anwendungsbeobachtungen von R. Meyer mit dem Labortest Pro Immun M, an der im Jahr 2016 270 Patienten teilnahmen, zeigen, wie sich die Beschwerden nach einer Ausschlussdiät ▸ **siehe Seite 34** gebessert haben (Auszug):

Völlegefühl	89 %
Neurodermitis	89 %
Magen-Darm-Beschwerden	84 %
Migräne	84 %
Durchfall	81 %
Bluthochdruck	81 %
Angstzustände	79 %
Juckreiz	81 %
Erschöpfung	78 %
Menstruationsbeschwerden	76 %
Chronische Müdigkeit	76 %
Schuppenflechte	73 %
Akne	73 %
Infektanfälligkeit	73 %
Gelenkbeschwerden	70 %

Der Test ist umstritten. Obwohl renommierte Schulmediziner wie Prof. Jirikowski die Untersuchung für richtig und wichtig halten, stehen Allergologen dem Test kritisch gegenüber. Allerdings konnten Dr. Schuler et al. in einer Auswertung von zahlreichen Studien mit dem IgG-Test nachweisen, dass er bei Migräne, Reizdarm, Asthma und anderen Beschwerden zur signifikanten Besserung beigetragen hat. Das negative Image des Tests beruht darauf, dass häufig versucht wird, damit eine Nahrungsmittelallergie vom Soforttyp zu erkennen.

Ich habe bei vielen Patienten festgestellt, dass sich Beschwerden durch Einhalten einer Ausschlussdiät besserten, das heißt, sie ließen die unverträglichen Nahrungsmittel für eine gewisse Zeit ganz weg. Daher ist der Test für mich eine der Grundvoraussetzungen für eine erfolgreiche Therapie – egal, mit welcher Problematik der Patient kommt. Durch Einhalten einer individuellen Diät gab es nicht nur bei körperlichen Beschwerden wie Migräne, Verdauungsstörungen und Hauterkrankungen eine deutliche Besserung bis hin zur Heilung, auch bei psychischen Beschwerden wie Schizophrenie wurden sensationelle Besserungen beobachtet.

Coca-Selbsttest bei Nahrungsmittelallergien

Nahrungsmittelallergien und -intoleranzen können zwar durch Blutuntersuchungen festgestellt werden, allerdings gibt es eine einfachere Möglichkeit. Der amerikanische Arzt, ärztliche Direktor der Lederle Laboratorien, Herausgeber des Journal of Immuno-

AUS DER PRAXIS

NEURODERMITIS NACH AUSSCHLUSSDIÄT GEHEILT

Vor einigen Jahren kam ein 44-jähriger Mann mit teils schwersten Hautausschlägen am ganzen Körper in die Praxis. Er hatte bereits mehrere Therapien (Cortison-Therapie, Antihistaminika, Homöopathie, Akupunktur, Orthomolekulare Medizin) hinter sich, jedoch ohne Erfolg. Sein Hausarzt hatte eine Allergie auf Schmieröle diagnostiziert. Seitdem benutzt er in der Fabrik, in der er arbeitet, Handschuhe – doch ohne Besserung.

Ich nahm dem Patienten Blut ab und ließ einen IgG-Test durchführen. Die stärksten Unverträglichkeiten zeigten sich bei Kuhmilch, Weizen und Zitrusfrüchten. Der Patient wurde angehalten, diese Nahrungsmittel strikt zu meiden. Nach vier Wochen zeigte sich bereits das Resultat: Alle Hautausschläge waren abgeheilt. Weil er sich auch in der Folge an die Empfehlungen des Tests hielt, traten die Hautreaktionen nicht mehr auf.

logy und Mitglied zahlreicher Fachgesellschaften, Dr. Arthur F. Coca (1875–1959), hatte eine Methode entdeckt, die es jedem erlaubt, Allergien selbst festzustellen.
Dr. Coca bemerkte, dass die Pulsrate steigt, sobald wir unverträgliche Nahrungsmittel zu uns nehmen (das gilt auch für andere Allergene wie Hausstaub etc.). Eine Pulszahl von über 84 Schlägen pro Minute ist dabei der Grenzwert für allergische Reaktionen.
Um herauszufinden, ob Ihre Beschwerden allergischer Natur sind, müssen Sie nach einem bestimmten Schema den Puls vor und nach dem Essen messen. Dazu können Sie entweder mit einer Handy-App messen oder mit einem Pulsoximeter (misst Sauerstoff und Pulsrate, ab zirka 30 Euro).

Und so gehen Sie vor:

An dem Tag, an dem Sie mit Ihrer Testreihe beginnen, darf jede Mahlzeit nur aus einem einzigen Nahrungsmittel bestehen.
Bestimmen Sie Ihren Puls morgens gleich nach dem Aufstehen und noch einmal vor dem Frühstück oder vor der ersten Nahrungsaufnahme.
Genau eine halbe Stunde nach dieser Mahlzeit messen Sie den Puls erneut und dann nochmals 30 Minuten später.
Unmittelbar danach, also eine Stunde nach Aufnahme der ersten Nahrung, folgt eine weitere Mahlzeit mit nur einem Lebensmittel und erneutes Messen in der oben angegebenen zeitlichen Abfolge.
So fahren Sie während des Tages fort.
Notieren Sie exakt die aufgenommenen Nahrungsmittel und die Pulszahl. Speisen, auf die Sie empfindlich reagieren, erkennen Sie sofort an einem erhöhten Pulsschlag. Meiden Sie diese, verschwinden die Zeichen der allergischen Reaktion oft sofort.

Das Prinzip der Coca-Methode: Bei gesunden Menschen verändert sich die Pulsrate weder durch Nahrungsaufnahme noch durch übliche körperliche Tätigkeiten oder durch übliche Emotionen, sie ist erstaunlich stabil. Liegt keine Entzündung im Körper vor, so bedeutet bei der gewohnten täglichen Beschäftigung jede Abweichung von der normalen Pulsrate eine allergische Reaktion.

Ist Ihr Puls nach einem bestimmten Lebensmittel erhöht, vertragen Sie es nicht.

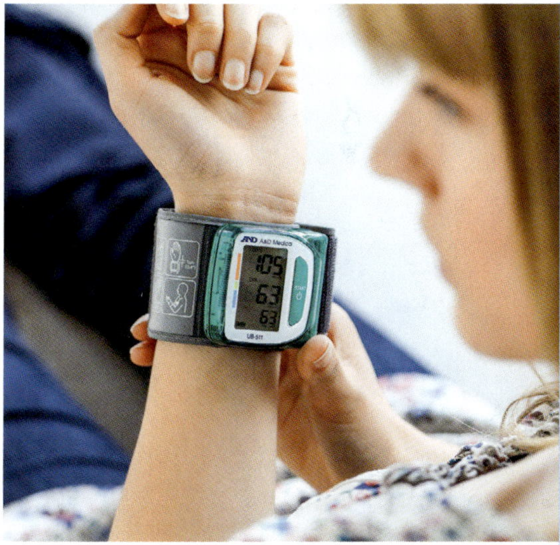

WAS BESAGT MEINE KÖRPERHALTUNG?

Nach dem österreichischen Allgemeinarzt Franz Xaver Mayr (1875–1965) lässt sich in der Körperhaltung ein gestörter Darm erkennen.

F. X. Mayr entdeckte, dass sich Anzeichen für einen gestörten Darm sowohl in der Körperhaltung als auch im Antlitz zeigen. Die Körperhaltungen deutete Mayr als Notmaßnahme des Körpers zum Schutz der Verdauungsorgane.

An Ihrer Körperhaltung können Sie testen, ob Ihr Darm gesund ist. Stellen Sie sich dafür am besten seitlich und locker vor einen großen Spiegel. Achten Sie darauf, ob und wie Ihre Körperhaltung von der Normalhaltung 1 abweicht. F. X. Mayr hat folgende Fehlhaltungen Darmproblemen zugeordnet:

Anlaufhaltung 2 – beginnender Kotbauch: Durch die Erschlaffung benötigt der Darm mehr Platz im Bauchraum. Bei muskelschwächeren Menschen kommt es deshalb zur vorgebeugten Haltung durch Streckung der Wirbelsäule. Unter »Kotbauch« versteht Mayr eine Lagerung von altem Kot im Darm, der nicht ausgeschieden wird und deshalb diese Haltung mit bewirkt. Mögliche Probleme: Verstopfung.

Habachthaltung 3: Aufrechte Haltung mit gestreckter Brustwirbelsäule bei muskelkräftigen Menschen; der Brustkorb ist nach vorn

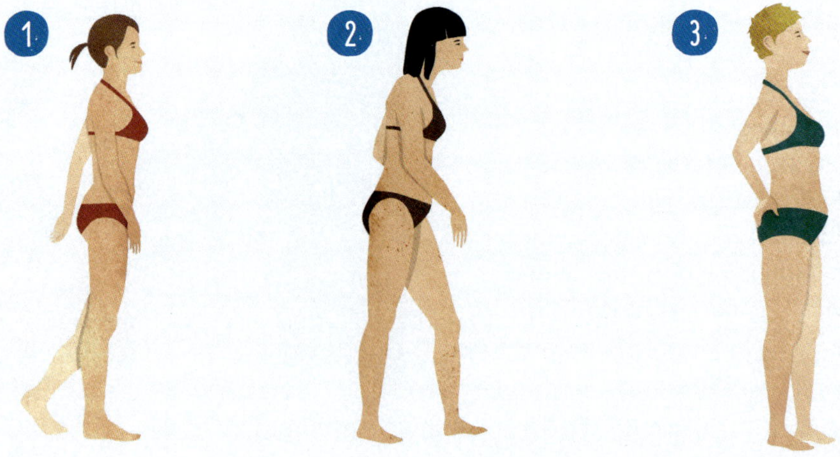

gewölbt, der Unterleib nach rückwärts geneigt. Diese Haltung ist Folge eines chronischen Verdauungsschadens mit beginnender Gasbildung. Der Magen-Darm-Trakt benötigt mehr Platz. Mögliche Probleme: Kurzatmigkeit und Kreuzschmerzen.

Entenhaltung 4: Die Verdauungsschwäche ist hier noch größer als bei der Anlaufhaltung, deshalb treten auch mehr Beschwerden auf. Das Becken wird zurückverlagert, dadurch schiebt sich das Gesäß betont nach hinten. Der Hals wirkt durch die Rückverlagerung des Beckens verkürzt. Mögliche Probleme: chronische Verdauungsschwäche, Blähungen, Sodbrennen, Gallenleiden, Hämorriden, Kreuzschmerzen, Menstruationsbeschwerden, Neigung zu Blasenentzündung, Muskelrheuma.

Lässige Haltung 5: Der Rundrücken tritt bei darmgeschädigten und muskelschwachen Menschen mit Verdauungsschwäche auf und weist auf eine träge Darmtätigkeit mit Verstopfung hin. Mögliche Probleme: Übermüdung, Erschöpfung.

Sämannhaltung 6: Sie ist typisch für eine extreme Darmerschlaffung und Kotfüllung des Darms. Dies zeigt sich im sackartig vorgewölbten Kotbauch. Er bewirkt die Zurückneigung des Oberkörpers. Es kommt zum Rundrücken. Mögliche Probleme: Entzündungen im Darm.

Großtrommelträgerhaltung 7: Sie ist eine Verstärkung der Habachthaltung. Der Bauch wirkt wie eine große Trommel, die man vor sich trägt. Der Darm fordert mehr Platz durch Gasbildung (Gaskotbauch). Der Hals verschwindet fast gänzlich durch die enorme Hochstellung des Brustkorbs. Es kommt zur Buckelbildung mit Einknicken der Lendenwirbelsäule. Mögliche Probleme: extreme Gasbildung, auch entzündliche Veränderungen im Darm.

4

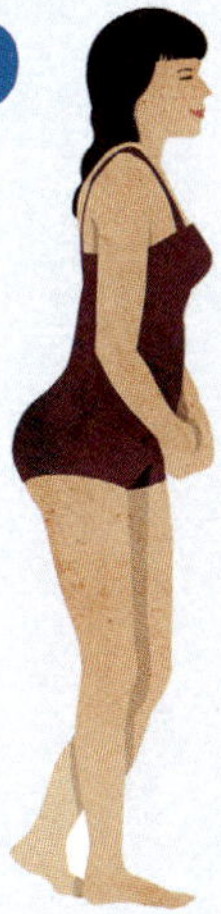

5

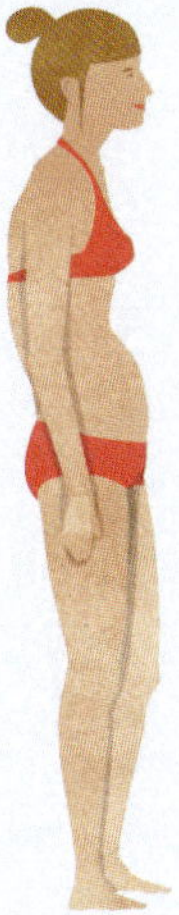

6

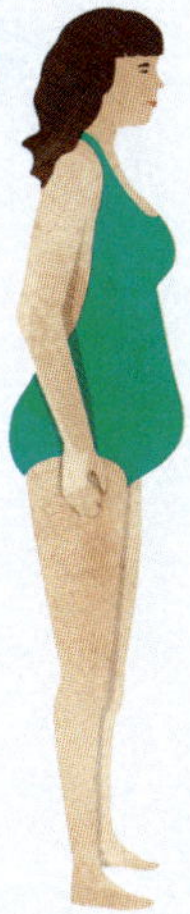

7

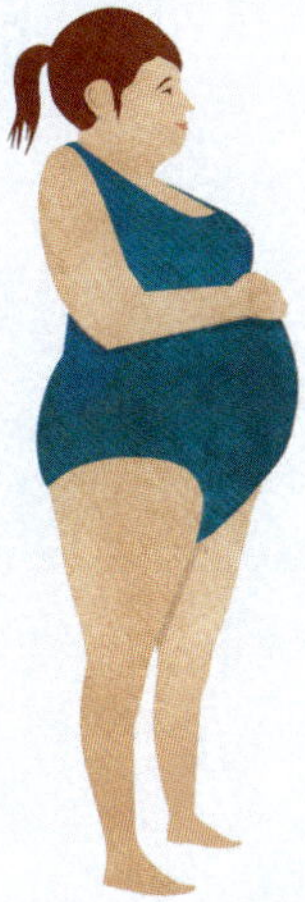

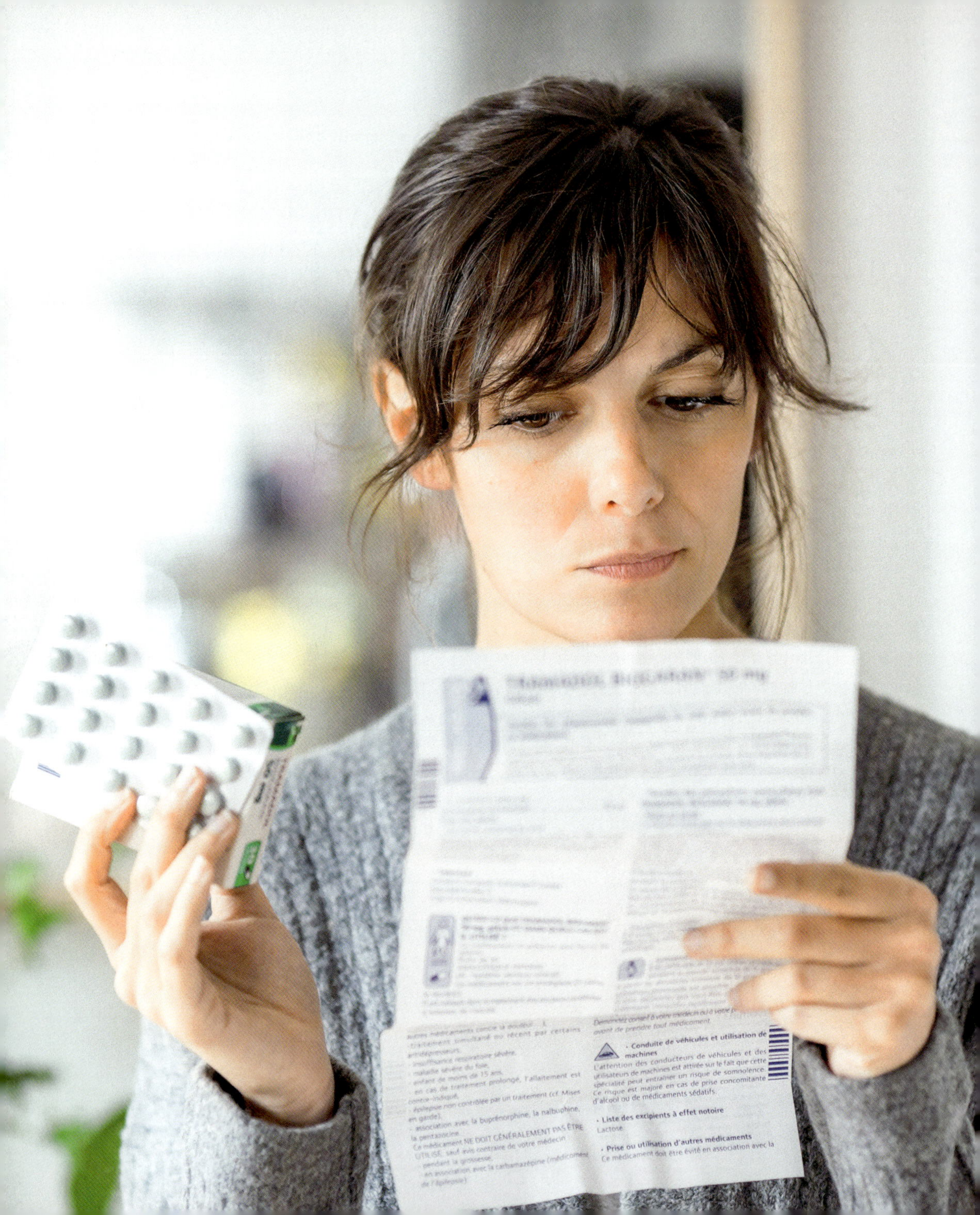
avant de prendre tout médicament.
· Conduite de véhicules et utilisation de machines
L'attention des conducteurs de véhicules et des utilisateurs de machines est attirée sur le fait que cette spécialité peut entraîner un risque de somnolence. Ce risque est majoré en cas de prise concomitante d'alcool ou de médicaments sédatifs.
· Liste des excipients à effet notoire
Lactose
· Prise ou utilisation d'autres médicaments
Ce médicament doit être évité en association avec la

NATÜRLICHE HILFEN BEI STÖRUNGEN IM DARM

IN DIESEM KAPITEL LERNEN SIE EINE VIELZAHL VON HEIL- UND STÄRKUNGSMITTELN KENNEN, DIE IHREN DARMBAKTERIEN DAS LEBEN ERLEICHTERN. SIE HABEN SICH IN MEINER PRAXIS BEWÄHRT. DIESE MITTEL HABE ICH ZU SIEBEN HEILPLÄNEN KOMBINIERT, WOMIT SIE IHRE BESCHWERDEN LINDERN KÖNNEN.

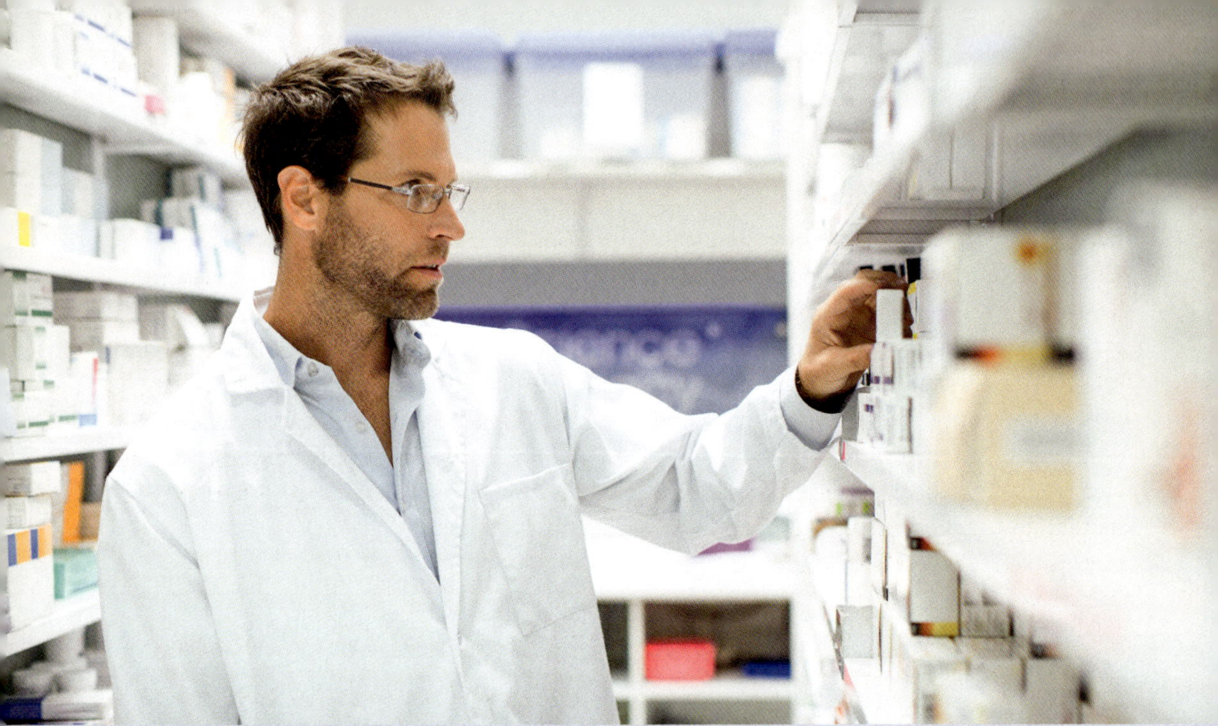

BEWÄHRTE MITTEL FÜR IHREN DARM

Was nun tun gegen das Chaos im Darm mit seinen vielfältigen Beschwerden? Der geschädigten Darmschleimhaut hilft in erster Linie, dass Sie Belastungen etwa durch unverträgliche Nahrungsmittel, Medikamente und Pilzbefall verhindern. Dann ist es wichtig, zerstörtes Gewebe im Darm wieder aufzubauen und zu regenerieren.
Zu diesem Zweck stelle ich in diesem Kapitel alle Mittel vor, die ich zur Heilung von darmbedingten Erkrankungen für wichtig erachte. Sie sind in drei Gruppen unterteilt: Probiotika, Präbiotika und weitere unterstützend wirkende Mittel. Zur einfacheren Therapie der Krankheiten ab Seite 77 habe ich die Mittel zu Heilplänen zusammengefasst ▸ **siehe Seite 61**. Wenn Sie keinen Heilplan umsetzen möchten, können Sie auch einzelne Mittel aus den drei genannten Gruppen einnehmen. Sinnvoll ist dann die

Reihenfolge Probiotika – Präbiotika – unterstützende Mittel.
Für die erfolgreiche Behandlung des Leaky-Gut-Syndroms und von Nahrungsmittelunverträglichkeiten müssen Sie Geduld aufbringen – was über Jahre an Schäden entstanden ist, kann nicht innerhalb weniger Wochen kuriert werden. Das bedeutet aber dennoch, dass sich schon nach wenigen Wochen Ihr Befinden verbessern wird. Eine Behandlungszeit von mehreren Monaten ist manchmal realistisch – es kommt immer darauf an, was Sie behandeln.
Hinweis: In diesem Kapitel ist häufig von Buttersäure die Rede. Sie darf nicht verwechselt werden mit der eher zur Beruhigung der Nerven eingesetzten Gamma-Aminobuttersäure (GABA). Die in diesem Buch genannte Buttersäure ist hilfreich, damit sich die Darmschleimhaut regenerieren kann ▸ **siehe Seite 47**.

Probiotika

Probiotika sind Bakterienpräparate. Sie enthalten Mikroorganismen, die zu unserer natürlichen Darmflora gehören. Eingenommen werden sie, um eine gestörte Darmflora wieder aufzubauen, zum Beispiel nach einer Antibiotika-Therapie.

- An erster Stelle stehen Präparate aus lebenden Bakterien, zum Beispiel Mutaflor®, Darm-LA-5® und Pro BioCult laktosefrei®. Mit diesen Mitteln nehmen Sie wichtige Darmkeime ein, die Ihnen derzeit fehlen oder deren Zusammensetzung im Darm gestört ist.
- Danach folgen Präparate, mit denen Sie Ihre Darmschleimhaut stimulieren. Das können Mischpräparate aus lebenden und abgetöteten Keimen oder aus lebenden Keimen und einem Autolysat (Stoffwechselprodukte von Darmbakterien), wie zum Beispiel Symbioflor I®, sein. Oder die Prä-

INFO

BITTE BEACHTEN

Auf den Seiten 41 bis 59 stelle ich Ihnen für den Darm wichtige Mittelgruppen vor und nenne wirksame Präparate. Alle genannten Mittel sind Beispiele, es gibt noch weitere Mittel mit den gleichen oder mit ähnlichen Wirkstoffen.
Sie bekommen alle in diesem Ratgeber erwähnten Arzneimittel rezeptfrei in der Apotheke oder direkt beim Hersteller. Sollten Sie privatversichert sein oder eine Zusatzversicherung haben, erstatten manche Versicherungen bei Vorlage eines Rezeptes die Kosten. Die meisten Präparate werden in aufwendigen Verfahren hergestellt und sind selten unter einem Preis von zehn Euro zu bekommen.

parate enthalten ein wässriges Substrat der Stoffwechselprodukte von physiologischen Darmbakterien (etwa Hylak forte®). Es gibt auch Präparate, die Zellen von Darmbakterien und ein Autolysat enthalten.

Wofür sind Probiotika gut?

Mithilfe von Probiotika führt man dem Darm »gute« Mikroorganismen zu, die dort fehlen oder zu wenig sind. Aber auf was kommt es nun an bei der Therapie mit Darmbakterien und Bakterienpräparaten? Die Mikrobiologen sind sich weltweit bei der mikrobiologischen Therapie mit Darmkeimen leider nur in dem Punkt einig, dass die Vielzahl von verschiedenen Keimen der Gesundheit zuträglich ist. Mit anderen Worten, je mehr Keime im Darm vorhanden sind, desto gesünder ist jemand. Das bedeutet aber nicht gleichzeitig, dass möglichst viele verschiedene Arten von Keimen zugeführt werden müssen, um die Darm-Mikrobiota zu stärken. Auf dem Markt gibt es viele neue Präparate, die als Multi-Keim-Präparate beworben werden, die aber zu viele Keimarten enthalten, von denen überhaupt nicht bekannt ist, ob sie sich miteinander »vertragen« oder ob dadurch nicht erst pathogene Keime gezüchtet werden.

KLINISCH ERPROBT UND GETESTET

Der Mikrobiologe Dr. Hauss beschäftigt sich seit den 1980er-Jahren in seinem Labor mit den Keimen der Darm-Mikrobiota. Er war einer der ersten, der dies tat. Nach seiner Meinung sind nicht alle Präparate, die Mikroorganismen enthalten, für den Darm von Bedeutung. Leider gibt es auch Bakterienpräparate mit Keimen, die überhaupt

TIPP

FALLEN SIE NICHT AUF LEERE VERSPRECHEN HEREIN!

Nicht alle Lebensmittel halten, was die Werbesprüche auf ihnen vollmundig versprechen. So können Joghurts, denen Probiotika zugesetzt sind, genauso wenig vor einer Erkältung schützen wie andere Joghurts ohne diese Zusätze. Dann gibt es Joghurt-Getränke, die die Darm-Mikrobiota unterstützen sollen. Das ist schon allein wegen ihres enorm hohen Zuckergehalts nicht möglich.

Selbst vor Kosmetik machen die irreführenden Slogans nicht halt. Eine Feuchtigkeitscreme, der Probiotika zugesetzt sind, macht die Haut nicht zarter als eine entsprechende Creme ohne diese Zusätze.

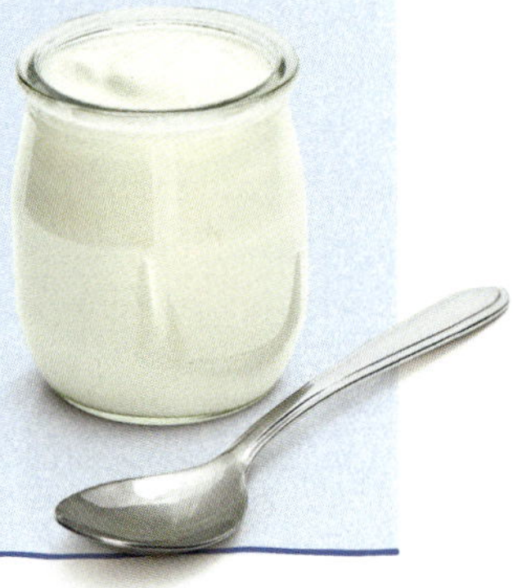

nicht zur physiologischen Darmflora gehören und über deren Funktion keine ausreichenden Erkenntnisse vorliegen.
Für Probiotika fordert er, dass folgende Punkte gewährleistet sein müssen:

- Nachweis der Wirksamkeit bei ganz bestimmten Indikationen durch kontrollierte klinische Studien
- definierter Lebendkeimgehalt im Präparat
- exakte Identifizierung der Keime
- Lebensfähigkeit der Keime im Magen-Darm-Trakt
- Unbedenklichkeit der Keime (nicht pathogen) und genetische Stabilität
- Unterdrückung unerwünschter Keime
- Optimierung des Darmmilieus
- Unterstützung des Stoffwechsels im Darm
- Fähigkeit zur Vermehrung

Ich kann Ihnen versichern, dass alle in diesem Buch genannten Probiotika diesen Anforderungen entsprechen.

MEDIZIN DER ZUKUNFT

Wie ich bereits anfangs schrieb, ist die Erforschung der menschlichen Darm-Mikrobiota ein Forschungsfeld der Zukunft. In jüngster Zeit wurden immer wieder neue Keime und deren Bedeutung für die menschliche Mikrobiota entdeckt. Die Zeitschrift NATURE veröffentlichte dazu im Jahr 2014 einen Beitrag, in dem es hieß: »Die gezielte Mikrobiomtherapie wird den gesamten Arzneimittelmarkt dramatisch durcheinanderwirbeln!«

INFO

FOLGEN DER ZU HÄUFIGEN ANTIBIOTIKA-THERAPIEN

Im Gegensatz zu Probiotika (pro = für, biotikos = zum Leben gehörig) sind Antibiotika Mittel, die gegen (= anti) zum Leben Gehöriges (= biotikos) eingesetzt werden. Doch trotz des massiven Einsatzes von Antibiotika gibt es heute immer noch Infektionskrankheiten. Eher ist es so, dass als Folge des zu häufigen Einsatzes heute weltweit die Resistenz gegen Antibiotika zunimmt, das heißt, dass die Mittel nicht mehr wirken, weil die Keime unempfindlich dagegen sind.

Ebenfalls im Jahr 2014 kamen Sonnenburg und Murray von der Stanford University in Kalifornien zu dem Ergebnis, dass der bislang nicht weiter beachtete Keim *Prevotella histicola* zum Beispiel Entzündungsreaktionen bei Ratten komplett unterdrückt – dies wurde am Beispiel von multipler Sklerose und rheumatoider Arthritis getestet. Sie sehen, in der Therapie mit Probiotika stecken noch viele ungeahnte Möglichkeiten!
Im Folgenden stelle ich Ihnen einige Probiotika vor, die wichtig für die Darmflora sind und die deshalb Bestandteil der Heilpläne ab Seite 61 sind.

Bakterien der mukonutritiven Flora

Dies sind die probiotischen Keime *Faecalibacterium prausnitzii* und *Akkermansia muciniphila*. Sie zählen zur sogenannten mukonutritiven Flora ▸ **siehe Seite 47** und sind die wichtigsten Keime für die Buttersäure-Produktion. Sind sie nicht oder nur vermindert vorhanden, entsteht ein Buttersäuremangel, der wiederum dazu führen kann, dass sich viel zu wenige probiotische Keime ansiedeln. Das kann ein Leaky-Gut-Syndrom, Darmkrebs, Demenz, Autismus, Morbus Parkinson oder Angstzustände zur Folge haben. Auch Morbus Crohn und Colitis ulcerosa können entstehen, chronisch werden und schlecht abheilen. Die beiden Keime werden von den Mikrobiologen, die sich mit ihnen erst seit kurzer Zeit beschäftigen, als sogenannte Peacekeeper (»Friedenswächter«) im Darm bezeichnet.

Die Keime gibt es noch nicht in probiotischen Präparaten, ihre Ansiedlung wird jedoch durch Essigsäure ▸ **siehe Seite 49**, Glutaminsäure ▸ **siehe Seite 48**, Phosphatidylcholin ▸ **siehe Seite 56** und durch den Aufbau einer Säuerungsflora mit milchsäurebildenden Keimen ▸ **siehe Seite 46** unterstützt. Vor allem hinsichtlich der Therapie des Leaky-Gut-Syndroms ist es wichtig, die Keime *Faecalibacterium prausnitzii* und *Akkermansia muciniphila* zu stimulieren.

Das Bakterium *Escherichia coli*, unser wohl wichtigster Darmkeim, unter dem Mikroskop.

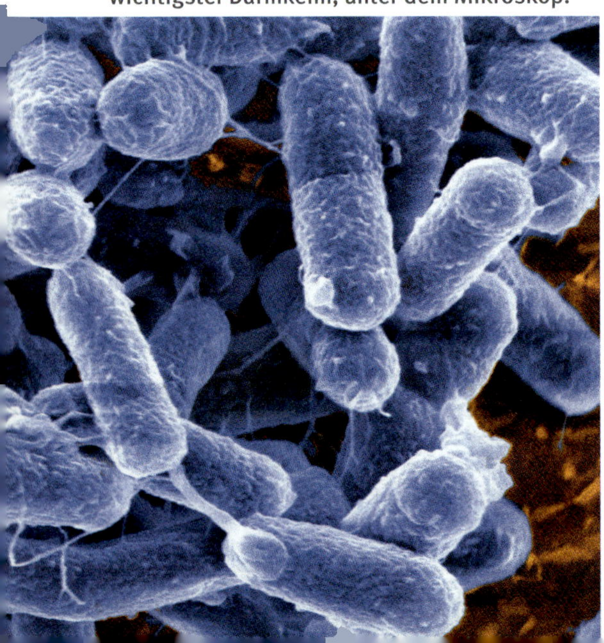

Escherichia coli (Stamm Nissle)

Escherichia coli ist wohl der wichtigste und bedeutendste Keim der menschlichen Darm-Mikrobiota, obwohl er gar nicht so häufig vorkommt. Über ihn gibt es weltweit die meisten Untersuchungen und Forschungsergebnisse. Entdeckt hat den Keim Theodor Escherich (1857–1911), ein deutsch-österreichischer Kinderarzt, Bakteriologe und Professor in Graz und Wien. Nach ihm ist der Keim benannt. Der Keim *E. coli* Stamm Nissle geht wiederum auf Prof. Alfred Nißle (1874–1965) zurück, einen deutschen Arzt und Wissenschaftler, der sich als Pionier mit der Funktion der Darmflora bei der Entstehung von Krankheiten beschäftigt hatte.

INFO

BELEGTE WIRKUNG

Mutaflor® ist eines der am besten untersuchten und in seiner Wirkung belegten probiotischen Arzneimittel. Ebenso ist der in Mutaflor enthaltene natürliche Keim *E. coli* Stamm Nissle 1917 das wohl am besten erforschte therapeutisch eingesetzte Darmbakterium. Mutaflor wird zur Behandlung von Reizdarm, akuten Fällen von Durchfall, Blähungen, Entzündungen des Dickdarms während der Abklingphase der Symptome oder Verstopfung und anderen Problemen eingesetzt. Seine Wirksamkeit bei Darmerkrankungen oder Erkrankungen, deren Ursprung im Darm liegt, wurde in etlichen Studien bewiesen. Es werden sogar immer neue und wichtige Wirkungen des *E.-coli*-Stamms Nissle 1917 entdeckt.

Nißle war während des Ersten Weltkriegs als Sanitätsoffizier in einer kleinen Einheit am Balkan tätig. Der Zustand der Soldaten im stark verseuchten Dobrudscha war katastrophal: Alle litten unter infektiösen Durchfallerkrankungen und anderen Infektionen mit heftigsten Beschwerden. Nur ein einziger Soldat blieb ungeschoren von den Infektionen. Nißle untersuchte seinen Stuhl und fand einen besonders stabilen *Escherichia-coli*-Keim. Er schloss daraus, dass dieser Keim alle anderen pathogenen Keime, die in den Darm kommen, vernichtet. Wie sonst ließe sich die sehr gute Gesundheit dieses Soldaten erklären?

Nißle isolierte diesen Keim im Jahr 1916 und stellte daraus das Präparat Mutaflor® her. Er setzte es mit Erfolg zur Behandlung von Darmerkrankungen und auch bei anderen Erkrankungen ein. Das Besondere daran ist, dass der Keim für dieses Präparat noch heute von diesem Soldatenkeim weiter vermehrt wird – er ist also nicht mit heutigen Probiotika vergleichbar, deren Keime lange nicht diese Genstabilität aufweisen und medikamentösen und Umwelt-Reizen ausgesetzt sind, die sie belasten und weniger widerstandsfähig machen.

2008 stellte ein Team mit M. Möndell, B. O. Schröder, J. Wehkamp et al. von verschiedenen Instituten, wie dem Dr.-Margarete-Fischer-Bosch-Institut, Stuttgart, oder dem Institut für Mikroökologie, Herborn, fest, dass der Keim *Escherichia coli* Stamm Nissle auch die Barrierefunktion der Darmschleimhaut verbessert, indem er die Darmwandzellen zur gesteigerten Bildung von HBD-2 (»Human Beta Defensin« – mensch-

liches Beta-Defensin ▸ siehe Seite 31) anregt. Dies wurde nur beim Stamm Nissle, nicht bei anderen *E.-coli*-Stämmen beobachtet. Je mehr Keime (je mehr Kapseln) gegeben werden, desto intensiver ist die Bildung von HBD-2. Aufgrund seiner entzündungshemmenden Eigenschaften hilft der Keim auch bei entzündlichen Darmerkrankungen, bei Durchfällen, Reizdarm-Syndrom, Divertikulose, Darmpilzen oder Verstopfung. Bei Erkrankungen außerhalb des Darms hat er sich ebenfalls bewährt, wie bei Neurodermitis, Harnwegsinfekten, Intoleranzen und Infektanfälligkeit.
Präparate: Mutaflor mite®, Mutaflor Suspension® (für Kinder), Mutaflor® (alle drei Ardeypharm)

Milchsäurebakterien

Milchsäurebakterien oder Laktobazillen zählen mit zu den wichtigsten und zahlenmäßig am stärksten vertretenen Keimen in der Darm-Mikrobiota und zusammen mit Bifidobakterien zur sogenannten Säuerungsflora. Darunter versteht man Keime, die das Darmmilieu ansäuern und die es dadurch schädlichen Bakterien erschweren, zu überleben, da diese Säuren nicht vertragen ▸ siehe Seite 50. Wie bereits auf Seite 43 erläutert, erachten es Mikrobiologen als wichtig, mit stabilen Keimen in der Therapie zu arbeiten. Dazu gehört bei den Laktobazillen der Stamm *Lactobacillus acidophilus* LA-5. Weiterer Vorteil dieses Keims: Er unterstützt zusätzlich den Laktose-Abbau im Darm und fördert die Säuerungsflora.
Präparate, die verschiedene Stämme von Laktobazillen enthalten: Darm-LA-5® (Repavital), ProBio-Cult laktosefrei® (Syxyl), Pro EM san®, Pro EM san pur®, Pro Basan®, Pro Basan Complete® (alle vier Tisso), Salveoflor® (Anusan), Dasym® (Pascoe)

Präbiotika

Diese Stoffe helfen dabei, die Bakterienflora zu ernähren, aufzubauen und die Schleimbildung anzuregen. Gleichzeitig wird damit die Voraussetzung erfüllt, dass sich »gute« Keime ansiedeln können. Dabei kann es sich zum Beispiel um pflanzliche Präparate, Ballaststoffe oder um Milchsäure handeln.

Ballaststoffe

Sie tragen ihren Namen, weil man früher annahm, dass sie unnötig, also Ballast, sind. Sie bestehen aber aus komplexen Kohlenhydraten, die im Dünndarm nur unvollständig verwertet werden können und dann im Dickdarm den Mikroorganismen der Säuerungsflora als Nahrung dienen. Dadurch unterstützen sie die Beweglichkeit des Darms (Peristaltik). Ein relativ neues Nahrungsergänzungsmittel enthält resistente Stärke. Diese Stärkeform ist so verändert, dass sie von den Enzymen im Magen und Dünndarm nicht aufgespalten werden kann und so in den Dickdarm gelangt.

MUKONUTRITIVE FLORA

Es handelt sich um die Bakterien *Akkermansia muciniphila* und *Faecalibacterium prausnitzii* der ernährenden Schleimschicht (muko von mucus = Schleim, nutritiv von nutritio = Nahrung).

Beide Keime produzieren Buttersäure, indem sie Oligosaccharide ▸ **siehe Seite 49** und Essigsäure ▸ **siehe Seite 49** umbauen. Sie bieten so anderen Keimen die Voraussetzung, dass sie sich ansiedeln können.

FUNKTION DER BUTTERSÄURE

Buttersäure ist der Hauptnährstoff der Schleimhautzellen der Darmwand. Ist ausreichend Buttersäure vorhanden, kann sich die Schleimhaut regenerieren.
Buttersäure wirkt auch im Gehirn, und zwar als Sättigungssignal.

AUFBAU DER MUKONUTRITIVEN FLORA

Da die mukonutritive Flora aufgrund fehlender Präparate nicht direkt durch Bakterienstämme zugeführt werden kann, werden hierzu die Bakterien mit präbiotischen Substraten wie zum Beispiel resistenter Stärke ▸ **siehe Seite 46** oder Inulinen gefüttert. Die Präbiotika dienen dann wiederum den Keimen *Akkermansia muciniphila* und *Faecalibacterium prausnitzii* als Ausgangsstoffe für die Herstellung des Schleimhautnährstoffs Buttersäure. Diese Keime lassen sich auch durch Essigsäure, Phosphatidylcholin, Glutaminsäure und Säuerungsflora (spezielle Keime) unterstützen. Sie können Ballaststoffe zu Buttersäure umwandeln (= butyrogener Effekt).

PRÄPARATE

SymbioIntest® oder Propicum®

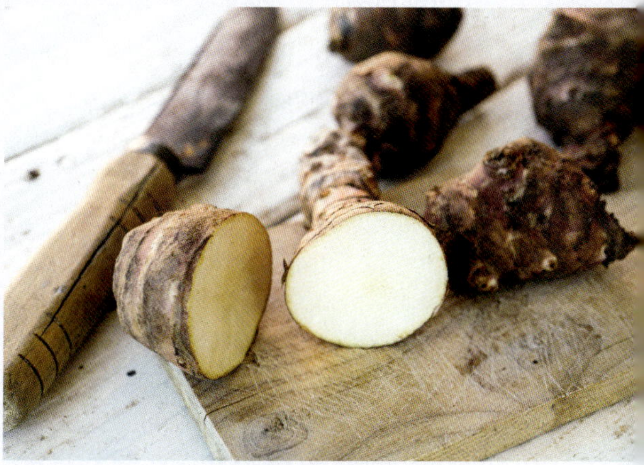

Die Topinambur blüht wie eine kleine Sonnenblume. Ihre Knollen enthalten gesundes Inulin.

Die Bakterien im Dickdarm können die resistente Stärke zu Buttersäure abbauen, die den Darmschleimhautzellen als Nährstoff dient. Resistente Stärke findet sich auch in gekochten und wieder abgekühlten Kartoffeln, in Reis, Hülsenfrüchten wie Erbsen oder Bohnen, in grünen Bananen und in Vollkornprodukten.
Präparate: SymbioIntest® (Symbiopharm)

Glutaminsäure

Kommt diese Aminosäure ausreichend im Darm vor, können die Becherzellen in der Schleimhaut reichlich Schleim produzieren, dadurch wird die Erneuerung der Schleimschicht ▸ **siehe Seite 14** gefördert. Allerdings ist dafür noch die Anwesenheit der Buttersäure-produzierenden Bakterien *Akkermansia muciniphila* (ernährt sich auch von Schleim) und *Faecalibacterium prausnitzii* ▸ **siehe Seite 44** notwendig.
Glutamin und Glutaminsäure sind auch im Colostrum ▸ **siehe Seite 51** enthalten. Colostrum unterstützt die Reparatur und den Aufbau der Darmschleimhaut.
Präparate: Darm-LA-5® (Repavital), Pro-Bio-Cult laktosefrei® (Syxyl), Salveoflor® (Anusan), Pro Mucosa® (Tisso), LacVital Serum® (CPI Colostrum Products), Colostrum-Serum® (Repavital)

INFO

PSYCHISCHE BESCHWERDEN – EIN BUTTERSÄURE-PROBLEM?

Wissenschaftliche Untersuchungen bestätigen, dass es einen Zusammenhang gibt zwischen psychischen Erkrankungen und einer gestörten Darm-Mikrobiota. Das heißt, als Folge einer gestörten Darmflora mit zu geringer Buttersäurebildung können psychische Beschwerden entstehen oder kann sich Stress stärker auf den Körper auswirken. Deshalb ist es wichtig, bei diesen Beschwerden die Darmflora zu sanieren und vor allem die Buttersäurebildung anzuregen.

Kurzkettige Fettsäuren

Dies sind Kohlenwasserstoffe, die nur wenige Kohlenstoffatome enthalten. Sie sorgen dafür, dass im Darm bestimmte Hormone ausgeschüttet werden, die ein Sättigungsgefühl erzeugen, außerdem wird in der Leber die Produktion von Fetten über Bakterien im Darm reduziert. Schon in den 1990er-Jahren hatten Wissenschaftler festgestellt, dass bei Zufuhr von kurzkettigen Fettsäuren trotz fettreicher Nahrung kein Diabetes entsteht. Außerdem helfen die Fettsäuren dabei, in der Bauchspeicheldrüse die Insulinproduktion anzuregen.
Beispiele für kurzkettige Fettsäuren sind neben der bereits erwähnten Buttersäure die Essigsäure und die Propionsäure.

Essigsäure kann im Darm die Schleimproduktion anregen. Ist zu wenig Schleim vorhanden, zum Beispiel aufgrund eines Mangels an *Faecalibacterium prausnitzii* ▸ siehe Seite 44, sind im schlimmsten Fall alle mikrobiologischen Therapien unwirksam. *Faecalibacterium prausnitzii* und *Akkermansia muciniphila* bauen Essigsäure und Oligosaccharide (= Zucker, die aus mehreren Einfachzuckern aufgebaut sind) im Darm zu Buttersäure um. Sie dient als Nährstoff für die Darmschleimhautzellen und ist für die Produktion von Darmschleim wichtig. Die Darmwandzellen nehmen sie auf und regenerieren sich. Ist ausreichend Buttersäure vorhanden, kann dies dem Leaky-Gut-Syndrom ▸ siehe Seite 107 entgegenwirken.
Präparate: Herbacetum Rotweinessig®, Oreganum Int Med® (mediline-naturprodukte)
Propionsäure ist eine weitere kurzkettige Fettsäure. Damit unsere Darmbakterien die Propionsäure produzieren können, benötigen sie pflanzliche Fasern aus Gemüse und Obst. Der Verzehr von Ballaststoffen ist bei uns jedoch stark zurückgegangen, deshalb ist der Darm bei vielen Menschen an diesen Darmbakterien verarmt (*Faecalibacterium prausnitzii*, ▸ siehe Seite 44). Kurzkettige Fettsäuren wie die Propionsäure regen im Körper die Produktion von T-Zellen an, diese können Entzündungen unterdrücken, was vor allem bei Nahrungsmittelunverträglichkeiten und Allergien wichtig ist, ebenso bei Autoimmunerkrankungen wie Asthma,

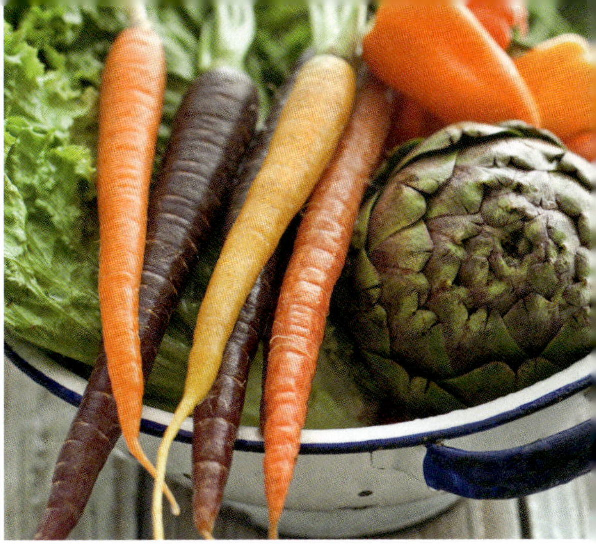

Die Ballaststoffe aus Gemüse können von der Darmflora zu Propionsäure umgebaut werden.

Arthritis und anderen Gelenkerkrankungen und bei Morbus Crohn.
Neuere Untersuchungen haben gezeigt, dass die Propionsäure erfolgreich gegen multiple Sklerose eingesetzt werden kann. In Kürze werden dazu mehrere Studien abgeschlossen sein. Studien der Ruhr-Universität, Bochum, und der Friedrich-Alexander-Universität, Erlangen, liegen bereits vor.
Präparate: Propicum® (Flexopharm Brain)

Laktulose

Dieser synthetische Zweifachzucker wird aus Laktose (Milchzucker) gewonnen und dient als abführendes sowie als die Darmbakterien stimulierendes Mittel. Laktulose kann nicht ins Blut aufgenommen werden, wirkt also nur im Darm. Sie zählt zu den sogenannten osmotischen Abführmitteln,

denn Laktulose bindet Wasser an sich und erhöht so das Darmvolumen und macht den Stuhl weich. Laktulose kann außerdem – und das ist der interessantere Effekt für die Darm-Mikrobiota – von Milchsäure- und Bifidobakterien abgebaut werden und unterstützt so das Wachstum dieser Bakterien. Dabei wird der Milchzucker in Milchsäure und evtl. Essigsäure umgebaut, wodurch der pH-Wert im Darm sinkt. Durch den höheren Säuregrad verlieren Pilze im Darm die Fähigkeit, sich an der Darmwand anzuheften, das heißt, ihr Überleben wird erschwert. Durch die Zunahme dieser Bakterien wiederum wird die Peristaltik im Darm erhöht und eine abführende Wirkung erreicht. Laktulose wird auch bei der hepatischen Enzephalopathie (bei Leberzirrhose) eingesetzt. Durch die Vermehrung der milchsäurebildenden Keime werden ammoniakbildende Darmbakterien zurückgedrängt – dies entlastet Leber und Gehirn, da das giftige Ammoniak im Blut gesenkt wird.
Präparate: Bifiteral Sirup® (Abbott), Lactulose AL Sirup® (Aluid)

Milchsäure, rechtsdrehend

Sie wird von einigen Keimen (Bifidobakterien) produziert, wenn man diese mit Laktulose ▸ **siehe oben** füttert. Gleichzeitig hat die Milchsäure die Eigenschaft, dass sie die Zellen der Darmwand und die Bakterien ernährt (die sie andererseits auch bilden können). Das wiederum fördert die Säuerungsflora ▸ **siehe Seite 46**, und diese wiederum kann verhindern, dass sich Hefepilze an der Schleimhaut anheften.
Präparate: Remisyx® (Syxyl), RMS Milchsäure Tropfen® (Mecomeo), Lactisol® Kapseln (zum Beispiel Repavital)

Weitere unterstützende Heilmittel und Wirkstoffe

Sie unterstützen die Wiederherstellung einer funktionsfähigen Darmschleimhaut.

Betaglucane

Glucane sind Mehrfachzucker, die aus D-Glukose-Molekülen aufgebaut sind. Betaglucane (ein natürlicher Hefebestandteil) stimulieren die Defensin-Synthese ▸ **siehe Seite 31** (Glucan-Rezeptoren). Betaglucane üben einen immunstimulierenden Einfluss auf die Darmschleimhaut aus, das heißt, sie stimulieren die Makrophagen (Fresszellen des Immunsystems), aktiv zu werden. So stärken sie die Abwehrkräfte.
Betaglucane werden heute auch bei Erkrankungen der Verdauungsorgane wie Gastritis, Geschwüre und Hämorriden eingesetzt, ebenso bei Gefäß- und Gelenkerkrankungen (wirken antibakteriell, entzündungshemmend und senken die Blutfette).
Präparate: Regacan® (Syxyl), Beta-d-Immun® (Repavital), Salveoflor® (Anusan)
Hinweis: Glucane werden verstärkt nachts vom Magen-Darm-Trakt aufgenommen,

deshalb sollte die Tagesdosis abends eingenommen werden.

Bitterstoffe

Bitterstoffe gehören zu den sekundären Pflanzenstoffen. Enthalten sind sie zum Beispiel in bitter schmeckenden Salaten wie Chicorée oder Radicchio oder in verschiedenen Kräutern wie Wermut oder Benediktenkraut. Im Darm aktivieren sie sämtliche Schleimhäute und halten sie so frei von Verunreinigungen und Giftstoffen. Außerdem können sie bei Magengeschwüren helfen. Bitterstoffe regen die Sekretion von Verdauungssäften an und verringern das Verlangen nach Süßigkeiten. In der Traditionellen Chinesischen Medizin (TCM) sind sie Teil jeder Behandlung, ihnen wird ein lebensverlängernder Effekt zugeschrieben. Das ist leicht verständlich, denn nur mit einem gesunden Darm kann auch der Mensch gesund bleiben – und das erhöht die Lebenserwartung.
Präparate: Pro Intest® (Tisso), Abdomilon N Sirup® (CESRA), Pro EM san® (Tisso)

Colostrum

Eine der interessantesten Substanzen für die Reparatur von Darmschleimhautdefekten ist Colostrum (auch Kolostral- oder Erstmilch genannt). Dabei handelt es sich um die erste Nahrung von neugeborenen Säugetieren. Colostrum ist reich an Eiweißstoffen (Peptiden), die antimikrobiell wirken, an Immunglobulinen ▸ **siehe Seite 31** und Wachstumsfaktoren. Die besten Eigenschaften für den Darm weist das hochreine, entfettete und kaltverarbeitete sterilfiltrierte Colos-

INFO

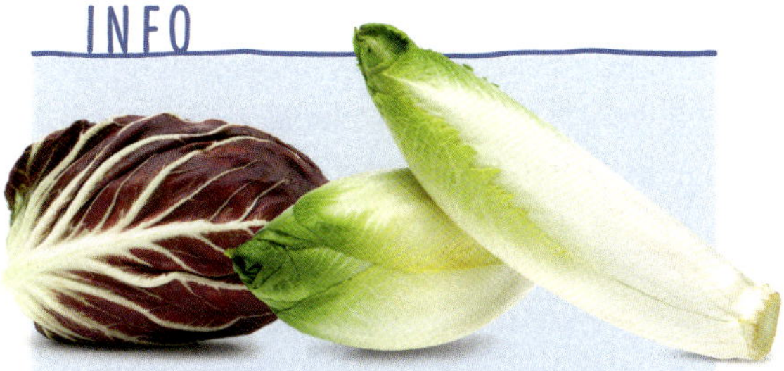

SEKUNDÄRE PFLANZENSTOFFE

Sie sind die stärksten aktivierenden und positiven Substanzen für unsere Gesundheit. Sie schützen unsere Zellen und die Erbinformation, sorgen dafür, dass Zellmüll aufgeschlossen und ausgeschieden wird. Je schlechter unsere Nahrung ist, desto weniger aktivierende und schützende Pflanzeninhaltsstoffe nehmen wir auf. Das bedeutet: Viel ungesundes Fett, Weißmehl, Zucker, Nikotin und Alkohol blockieren wichtige Stoffwechselvorgänge in der Zelle und machen krank. Wir altern schneller, erkranken an Arteriosklerose und Herzmuskelschäden – und dies schon in jungen Jahren. Bei Darmbeschwerden helfen zum Beispiel die sekundären Pflanzenstoffe Quercetin und Bitterstoffe.

trum-Serum auf. Nur bei einer Herstellung unter 40 °C ist gewährleistet, dass alle Wirkstoffe erhalten werden und Colostrum bioaktiv bleibt. Für die Herstellung der Mittel wird die Kolostralmilch einer Kuh verwendet, und zwar die Milch, die die Kuh innerhalb von 12 Stunden nach dem Kalben gibt. Colostrum stimuliert das Immunsystem, fördert die physiologische Tätigkeit von Magen und Darm, wirkt aufbauend bei körperlichen Belastungen und steigert die körperliche Leistungsfähigkeit. Amerikanische Studien von N. Roos, S. Mahe et al. von 1995 haben gezeigt, dass sich mit den Peptiden im Colostrum eine Vielzahl von Magen- und Darmerkrankungen behandeln lassen. Besonders bei entzündlichen Darmerkrankungen, bei nicht-entzündlichen Verletzungen der Darmschleimhaut sowie krankhaften Veränderungen der Schleimhaut aufgrund von Medikamenten und Chemotherapie ist der Einsatz von Colostrum sinnvoll. Dabei beschleunigen die Peptide die Erneuerung der Schleimhaut, indem sie die Zellteilung anregen.

Nach einer Untersuchung aus dem Jahr 2000 von J. Raymond et al. vermindert das erwähnte Colostrum-Serum die Durchlässigkeit des Dünndarms und kann die »Löcher« im Darm reparieren. Positive Ergebnisse fanden die Forscher auch bei Colitis ulcerosa, Morbus Crohn und bei der Nekrotisierenden Enterokolitis (meist tödlich verlaufende Krankheit von kleinen Kindern mit starker Geschwürbildung im Darm), außerdem bei infektiösem Durchfall.

Die Stabilisierung der Schleimhaut und die durch die Peptide ausgelösten Reparaturprozesse sollten jedoch nach dem Arzt Dr. Dr. Franz Starflinger, der an der Entwicklung des Serums mitgearbeitet hat, an erster Stelle stehen. Erst wenn die Schleimhaut repariert ist, können andere für die Darmflora wichtige Präparate wirken, dann kann die weitere Therapie des Leaky-Gut-Syndroms mit Probiotika erfolgen.

Präparate: Colostrum-Serum® (Repavital), LacVital Serum® (CPI Colostrum Products)

Darmnosoden

Nosoden (griech. nosos = Krankheit) sind homöopathisch aufbereitete Mittel, die aus pathologischem Material wie Krankheitserregern, Darmbakterien, Blut oder Eiter hergestellt werden. Auch Teile aus körpereigenen Organen, Zellen, Sekreten oder Exkreten werden zu Nosoden verarbeitet. Stammen die Bestandteile einer Nosode von dem Menschen, dem sie dann verabreicht werden, nennt man sie Auto-Nosode. Die Herstellung von Nosoden geht auf den amerikanischen Homöopathen Dr. Constantin Hering (1800–1880) zurück.

Nosoden stimulieren das Immunsystem oder erkrankte Organe – dadurch wird der Heilprozess angefacht. Hierdurch sollen Krankheiten zur Ausheilung gebracht und Giftstoffe ausgeschwemmt werden.

Für die Herstellung von Auto-Nosoden oder Auto-Vakzinen wird heute das Ausgangsmaterial (zum Beispiel der Stuhl) an ein Labor geschickt, das daraus die Nosode herstellt. Üblicherweise werden verschiedene Verdünnungen hergestellt, die nach Angaben des Herstellers eingenommen werden ▸ **siehe Adressen Seite 123.**

BACH-NOSODEN

Der Begründer der Bach-Blütentherapie, Dr. Edward Bach (1886–1936), hatte während seiner Tätigkeit als Arzt und Mikrobiologe entdeckt, dass die Ursache vieler chronischer Erkrankungen in einer Vergiftung des Verdauungstrakts liegt ▸ **siehe Bücher Seite 122.** Er hatte festgestellt, dass es sich bei den Bakterien, die durch ihre Stoffwechseltoxine diese Vergiftung hervorrufen, um Keime handelt, die Laktose nicht spalten, also keinen Milchzucker fermentieren. Je mehr sich Bach mit den von ihm bei chronisch Kranken gefundenen Darmbakterien beschäftigte, desto mehr reifte in ihm die Erkenntnis, dass daraus hergestellte Impfstoffe (Vakzine) wertvolle Heilmittel sind, wenn man sie nach seinen Regeln anwendet. Die von Bach nachgewiesenen Keime sind nicht krankheitserregend, aber bei chronisch Kranken entdeckte Bach besonders hohe Keimzahlen, die den Kranken belasten. Er beschloss, die bisher in der Klinik nur in akuten Fällen eingesetzte Vakzine-Injektion bei chronisch Kranken zu testen. Zunächst intensivierte die Injektion die Symptome, danach trat eine deutliche Besserung ein. Aufgrund präziser Stuhlanalysen konnte Bach im Lauf der Zeit allein durch den Befund eines Patienten sagen, unter welchen Beschwerden dieser litt. Später ließ Bach, von der Homöopathie inspiriert, die Darmvakzine nach homöopathischen Regeln herstellen – potenzieren. Damit war aus dem Vakzin eine Nosode entstanden – wie sie Dr. Hering bereits 1830 beschrieben hatte. Meines Wissens gibt es heute nur noch ein Labor, das die Bach-Nosoden herstellt ▸ **siehe Adressen Seite 123.**

Enzyme

Proteolytische Enzyme wie Bromelain und Papain spalten Eiweiße, sie haben sich in der Prophylaxe und Therapie von akuten und chronisch-entzündlichen Erkrankungen bewährt. Sie sind in der Lage, Substanzen abzubauen, die die Entzündungsreaktion eines Gewebes einleiten und unterhalten. Bei Pilzerkrankungen wurde festgestellt, dass diese Enzyme (in Kombination mit anderen Wirkstoffen in einem Präparat) das Escape-Verhalten der Pilze verhindern. Darunter versteht man die Fähigkeit der Pilze, während einer Anti-Pilz-Therapie ihre Sporen (Fortpflanzungseinheiten) in Makrophagen (Fresszellen der Körperabwehr) zu verstecken. Nach dem Ende der Therapie verlassen die Sporen die Makrophagen wieder und besiedeln die Darmschleimhaut erneut.

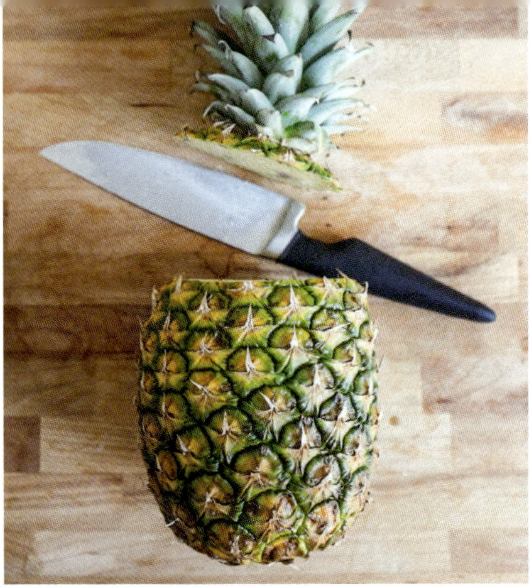

Das Enzym Bromelain aus der Ananas hilft, dass Pilze nach einer Therapie nicht wiederkommen.

Lange Zeit war die genaue Wirkungsweise der Enzyme nicht bekannt. Man vermutet, dass nach der Aufnahme der Enzyme aus dem Verdauungstrakt in die Blutbahn direkte katalytische Effekte des aktiven Enzyms zu den therapeutischen Effekten führen. In der Traumatologie waren diese Effekte bereits für das Bromelain beschrieben worden. Hier kommt es bei akuten Entzündungen zu einem schnelleren Abbau von Ödemen.
Präparate: Regazym plus® (Syxyl). Weitere Präparate, die Enzyme enthalten: Pro Sanatox® (Tisso), Bromelain POS® (Ursapharm), Inflabal® (Anusan), Pro Dialvit 44® (Tisso). Sibosan® (Laves) ist ein Probiotikum, unter anderem mit dem Enzym Lysozym ▸ **siehe Seite 32**, das bei einer Dünndarmfehlbesiedlung (sogenanntes Overgrowth-Syndrom) eingesetzt wird.

Gelatinetannat

Der Komplex aus Tanninsäure und Gelatine besitzt antimikrobielle, zusammenziehende Eigenschaften und bindet Giftstoffe im Darm. Deshalb ist er ein wirksames Mittel gegen Durchfall. Außerdem bildet er eine Schutzschicht an der Darmschleimhaut und kann so den Darm beziehungsweise den Körper vor schädigenden Einflüssen beim Leaky-Gut-Syndrom schützen.
Präparate: Tasectan® Kapseln und Pulver (Montavit)

Grapefruitkern-Extrakt

Die breit gefächerte Wirkung der Flavonoide im Grapefruitkern-Extrakt erstaunt viele Forscher in aller Welt. Sie erstreckt sich über sämtliche Bereiche der Parasitenbekämpfung – von Bakterien über Viren bis Pilze. Dadurch ist der Extrakt ein natürliches Desinfektionsmittel bei Infektionserkrankungen, entzündlichen Prozessen und Hautunreinheiten. Bereits 1990 konnten G. Ionescu, R. Kiel et al. beweisen, dass der Extrakt schon bei einem Verdünnungsverhältnis von 1:1000 antibakteriell wirkt.
Während Antibiotika nicht unterscheiden können zwischen den lebensnotwendigen Bakterien in der Darmflora und schlechten Bakterien, zerstört der Grapefruitkern-Extrakt bei normaler Dosierung laut Beipackzettel die positive Darmflora nicht!
Präparate: Pro EM san® (Tisso), Salveoflor® (Anusan)

Huminsäuren

Sie entstehen unter natürlichen Bedingungen bei der Umwandlung und beim Abbau von pflanzlichen und tierischen Überresten im Boden (Humusbildung) durch Mikroorganismen. Huminsäuren können Schadstoffe, Erreger sowie Pilz- und bakterielle Toxine an sich binden. Sie werden vom Darm nicht aufgenommen, sondern mit den angekoppelten Toxinen über den Stuhl ausgeschieden. Dadurch wird die Darmschleimhaut gereinigt, die Darm-Mikrobiota wird stabilisiert und Nährstoffe wie Vitamine können wieder besser aufgenommen werden. Huminsäuren bewirken auch, dass sich Gärungs- und Fäulnisprozesse im Darm vermindern – es entstehen weniger Blähungen und Winde. Sie bilden außerdem einen natürlichen Schutzfilm für die Darmschleimhaut, dadurch können Entzündungen abheilen und die Schleimhaut wird vor neuen Entzündungen geschützt. Huminsäuren können zudem die Abwehr stimulieren.
Präparate: Activomin® (Pharmawerk Weinböhla)

Kaffeekohle / Kohletabletten

Die Kaffeekohle wurde in den 1950er-Jahren von dem Schwarzwälder Arzt Dr. August Heisler in Königsfeld entwickelt. Er setzte sie mit großem Erfolg bei Entzündungen des Rachens, der Mandeln und bei Darmentzündungen (Colitis), Reizdarm und Durchfall ein. Medizinische Kohle, auch Aktivkohle genannt, wird aus tierischen oder pflanzlichen Rohstoffen hergestellt. Sie besteht überwiegend aus feinkörnigem Kohlenstoff und wird im Magen-Darm-Trakt eingesetzt, um Giftstoffe auszuleiten.
Kohle hat die Eigenschaft, dass sie Gift- und Entzündungsstoffe im Darm aufnimmt. Sie bildet mit den Giftstoffen einen stabilen Komplex und entfernt sie so mit dem Stuhl.
Präparate: Carbo Königsfeld®, Myrrhinil Intest® (Repha, Kombination mit pflanzlichen, entzündungshemmenden Stoffen); Kohle Hevert® Kapseln (Hevert)

INFO

BASISCHE MINERALSTOFFE

Basische Mineralstoffe können Gewebe entsäuern und Übersäuerungserscheinungen im Gewebe, die zum Beispiel bei Entzündungen auftreten, abbauen. Zu den basischen Mineralstoffen zählen unter anderem Kalzium, Magnesium, Kalium und Zink.
Präparate: Pro Base® (Tisso), Korallencalcium® (Anusan)
Hinweis: Diese Mineralstoffpräparate sind nicht Bestandteil der Heilpläne ▸ **siehe ab Seite 61**, sie helfen Ihnen jedoch, wenn es immer wieder zu Entzündungen kommt, um belastende Säuren in Geweben auszuscheiden.

Okoubaka

Okoubaka wird aus der Rinde des westafrikanischen Baumes *Okoubaka aubrevillei* gewonnen und wirkt typischen Magen-Darm-Beschwerden entgegen. In Kombination mit dem ebenfalls pflanzlichen Wirkstoff Quercetin (von lateinisch quercus = Eiche) wird die Darmschleimhaut aufgrund des zusammenziehenden Effekts gestärkt. Die Kombination beider Wirkstoffe mit zusätzlicher Laktase (ein Enzym, das bei Laktose-Intoleranz ▸ **siehe Seite 113** fehlt), wirkt sich positiv bei Histamin- und Laktose-Intoleranz, Störungen der Darmflora und einer erhöhten Durchlässigkeit der Darmschleimhaut (»Löcher im Darm«) aus.
Präparate: Allergolact® (Syxyl), Repaintest® (Repavital), Pro Sirtusan® (Tisso), Okoubaka D4 (DHU), Okoubaka Similiaplex® (Pascoe)

Phosphatidylcholin

Phosphatidylcholin ist ein Lipoprotein. Es kommt in der Schleimhaut von tierischen und pflanzlichen Lebewesen vor und bindet die Schleimschicht an die Schleimhaut ▸ **siehe Seite 13 f.** und trägt so zur Entstehung der Darmbarriere bei. Es unterstützt wie Essigsäure, Propionsäure und Glutaminsäure die Keime *Faecalibacterium prausnitzii* und *Akkermansia municiphila* ▸ **siehe Seite 44**. Ist ausreichend Phosphatidylcholin vorhanden, vermehren sich diese Keime und können Buttersäure produzieren. Phosphatidylcholin verbessert die Qualität des Schutzschleimes – so wird die Schutzfunktion wiederhergestellt und in der Folge die entzündliche Aktivität verringert. Phosphatidylcholin kann deshalb zur Behandlung und Vorbeugung von chronisch-entzündlichen Darmerkrankungen eingesetzt werden (Morbus Crohn, Colitis ulcerosa und Divertikulitis).
Präparate: Boma Colon Protect® (Min-Pharm), PC Medicus Phosphatidylcholin® (Medicus)

Schieferöle, sulfonierte

Sulfonierte Schieferöle (Natriumbituminosulfonat) werden aus schwefelreichem Ölschiefer durch Schwelprozesse und Destillation gewonnen. Über zwei verschiedene

INFO

QUERCETIN

Quercetin ist einer der wichtigsten Vertreter der Flavonoide, das sind gelbe Farbstoffe, die zu den sekundären Pflanzenstoffen ▸ **siehe Info Seite 51** gehören. Es hat vielfältige Auswirkungen auf den menschlichen Körper, unter anderem wirkt es Entzündungen entgegen und ist antiviral.
Quercetin ist Bestandteil vieler Nahrungsmittel, wie Nüsse, Zwiebeln, Beeren oder Äpfel.

INFO

HOMÖOPATHISCHE HEILMITTEL

In meiner Praxis setze ich auch homöopathische Mittel ein. Die Homöopathie arbeitet mit verschüttelten und verdünnten Substanzen und beeinflusst dadurch unter anderem die Selbstheilungsvorgänge oder leitet Reparaturprozesse ein.
Sehr gute Erfolge habe ich mit den Mitteln Okoubaka D4 (DHU, zur Ausscheidung von Darm- und Pilzgiften), Nux vomica D4 (DHU, generell bei Magen-Darm-Beschwerden) und mit den Darmmitteln W1 Allium cp und W2 Tanacetum cp (beide ISO, bei Darmerkrankungen und Darmparasiten).

Siedeverfahren entstehen helles und dunkles sulfoniertes Schieferöl. Entdeckt hatte das Schieferöl der Lehrer Rudolf Schröter 1880 bei einer Wanderung im Karwendelgebirge. Der Hamburger Arzt Paul Gerson Unna führte es in die Humanmedizin als Salbe bei Hauterkrankungen ein. Der entzündungshemmende, antibakterielle und schmerzhemmende Effekt wirkt nicht nur bei Hauterkrankungen wie Rosacea und Akne, sondern auch bei rheumatischen Gelenkerkrankungen. Vor über 20 Jahren entdeckte man, dass Schieferöle auch gegen Pilze wirken. Seitdem werden sie in Kombination mit der Anti-Pilz-Diät ▸ **siehe Seite 73** bei Mykosen eingesetzt. Die Behandlungszeit sollte in jedem Fall mindestens sechs bis acht Wochen betragen, die Dosierung ist der Stärke des Pilzbefalls anzupassen.

Präparate: Ichthraletten Tabletten® (Ichthyol)

Dosierung: Das Präparat ist nur für Hauterkrankungen zugelassen, deshalb erscheint die Möglichkeit der Anwendung gegen Darmpilze nicht auf dem Beipackzettel. Nehmen Sie 3-mal 2 Tabletten 15 Minuten vor dem Essen mit lauwarmem Wasser ein.

Smektit

Bei Smektit handelt es sich um eine natürliche Aluminium-Magnesium-Silikat-Verbindung. Sie wird auch als dioktaedrischer Smektit oder Ton-Mineral (Beidellit) bezeichnet. Smektit dient dem Schutz der Darmschleimhaut bei akutem Durchfall. In der Praxis setze ich ihn auch bei entzündlichen Darmerkrankungen und Nahrungsmittelallergien ein. Wird das Pulver in Wasser gelöst getrunken, bildet sich ein Schleim, der dem natürlichen Darmschleim ähnelt und sich über die erkrankte Schleimhaut legt. Abends eingenommen, kann sich die Darmschleimhaut beruhigen, und Entzündungen können abheilen. Smektit hilft auch bei Magenschleimhautentzündungen (Gastritis) und Durchfall.

Präparate: Colina® (Intersan)

Vitamine

Vitamine sind nicht nur für die Darmschleimhaut wichtig, sondern ebenso für den darmerkrankten Menschen. Ist die Darmschleimhaut nicht intakt, können diese Vitalstoffe nur eingeschränkt aufgenommen werden, die Darmschleimhaut kann sich wegen der fehlenden Vitamine nicht oder nur schlecht regenerieren. Wichtig sind vor allem Vitamin D_3, Vitamin A, Folsäure, Biotin und B-Vitamine.

Präparate: Regacan® (Syxyl), ProBio-Cult laktosefrei®, Pro Vita D_3-Öl Forte® mit Vitamin A (beide Tisso)

Zeolith, Heilerde

Zeolith ist ein kristallines Alumosilikat, das aus Vulkangestein gewonnen wird, aber auch synthetisch hergestellt wird. Die Bezeichnung Zeolith stammt aus dem Griechischen und bedeutet in etwa »Siedegestein«. Der Mineralstoff ist ein wichtiger Bioregulator und fungiert als Ionenaustauscher und Katalysator. In wissenschaftlichen Untersuchungen konnte Prof. K. Hecht von der Charité, Berlin, zeigen, dass Zeolith Schadstoffe und Toxine an sich bindet, die dann mit dem Stuhl ausgeschieden werden. Er ist außerdem in der Lage, die Bioverfügbarkeit anderer Stoffe zu intensivieren.

Für das Leaky-Gut-Syndrom ist eine Studie von 2015 aus Graz interessant. Sie belegt die positive Wirkung von Zeolith, insbesondere des Zeolith-Klinoptiloliths auf die »Löcher« in der Darmwand. Das Forscherteam um M. Lamprecht entdeckte, dass sich eine erhöhte Durchlässigkeit der Darmwand durch Einnahme von Zeolith zurückbildet. Die Forscher nahmen an, dass die positive Wirkung von Zeolith entsteht, weil es die Sekretion von Zonulin ▸ **siehe Seite 29** beeinflusst. Zu Beginn der Studie wurden die Zonulin-Werte im Stuhl bestimmt. Dann nahmen die Probanden über zwölf Wochen sechs Kapseln ein: In einer Gruppe enthielt jede Kapsel 307,50 mg Zeolith-Klinoptilolith, 75,17 mg Dolomit und 27,33 mg Maca, in der anderen Gruppe nur ein Placebo. Nach dieser Zeit wurde der Stuhl erneut unter-

INFO

ZEOLITH HILFT BEI ALLERGIEN

Zeolith ist in der Lage, Histamin zu binden. Dieses Gewebshormon wird bei allergischen Reaktionen freigesetzt und lässt die allergischen Symptome entstehen. Minimiert sich der Histamingehalt, werden sowohl allergische Reaktionen (Symptome) als auch Beschwerden, die durch Histamin-Intoleranz ▸ **siehe Seite 113** entstehen, deutlich abgeschwächt.

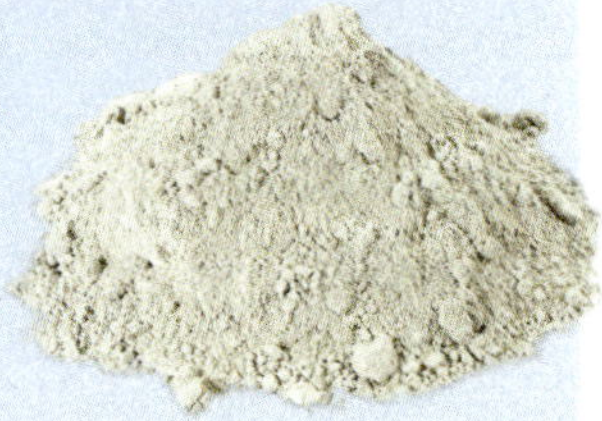

sucht. Dabei zeigte sich, dass die Zonulin-Werte der Zeolith-Gruppe um fast 30 Prozent gesunken waren. Da Zonulin als der wichtigste Regulator der Tight Junctions ▸ **siehe Seite 19** gilt, die die natürliche Barriere der Darmschleimhaut aufrechterhalten, weisen hohe Zonulin-Werte im Stuhl auf defekte Tight Junctions hin. Dadurch wird die Durchlässigkeit des Darms erhöht. Zeolith kann also die gesunde Funktion der Darmwand fördern. Leider wurde in der Studie nur der Zonulinwert vor und nach der Einnahmephase von Zeolith getestet, nicht aber das Alpha-1-Antitrypsin. Auch wurde die Untersuchung nicht an Leaky-Gut-Patienten durchgeführt. Dennoch ist das Resultat interessant, denn es zeigt die Möglichkeit, den Zonulinwert im Darm zu senken.

Präparate: PMA-Zeolith® (Panaceo), Toxaprevent® Medi Plus, Toxaprevent® Medi Pure (beide Froximun)

Hinweis: Halten Sie bei der Einnahme von anderen Medikamenten wie Betablockern, Schmerzmitteln, Cortison oder Statinen einen zeitlichen Abstand (ein bis zwei Stunden) zur Einnahme von Zeolith ein, weil Zeolith die Wirkstoffe der Medikamente abschwächt. Deshalb ist die Einnahme vor dem Schlafengehen und nach dem Aufstehen sinnvoll.

HEILERDE

Ähnlich wie Zeolith bindet auch Heilerde aufgrund ihrer Oberflächenstruktur Toxine (Erregertoxine, Schadstoffe, Umweltgifte) an sich, wodurch diese besser ausgeschieden werden können. Heilerde bessert außerdem wie Zeolith Beschwerden bei Histamin-Intoleranz und wirkt ebenfalls bei Reizdarm, Reizmagen, bei Durchfall und Blähungen sowie bei saurem Aufstoßen und Magendruck und Völlegefühl. Heilerde kann dazu beitragen, dass Cholesterin und Fett in der Nahrung gebunden und ausgeschieden werden können.

Präparate: Luvos-Heilerde imutox®, Luvos-Heilerde magenfein® (Luvos)

INFO

ANWENDUNGSBEOBACHTUNG DER BERLINER CHARITÉ

64 Patienten mit funktionellen Magen-Darm-Störungen nahmen an einer Studie von Prof. Uehleke der Abteilung Naturheilkunde in der Charité, Berlin, im Jahr 2012 teil. Die Männer und Frauen litten bereits jahre- oder sogar jahrzehntelang an Reizdarm- oder Reizmagen-Symptomen und hatten schon verschiedene Magen-Darm-Mittel ausprobiert. Nach Einnahme von Luvos-Heilerde über sechs Wochen verbesserte sich das Beschwerdebild, die Lebensqualität wurde deutlich gesteigert.

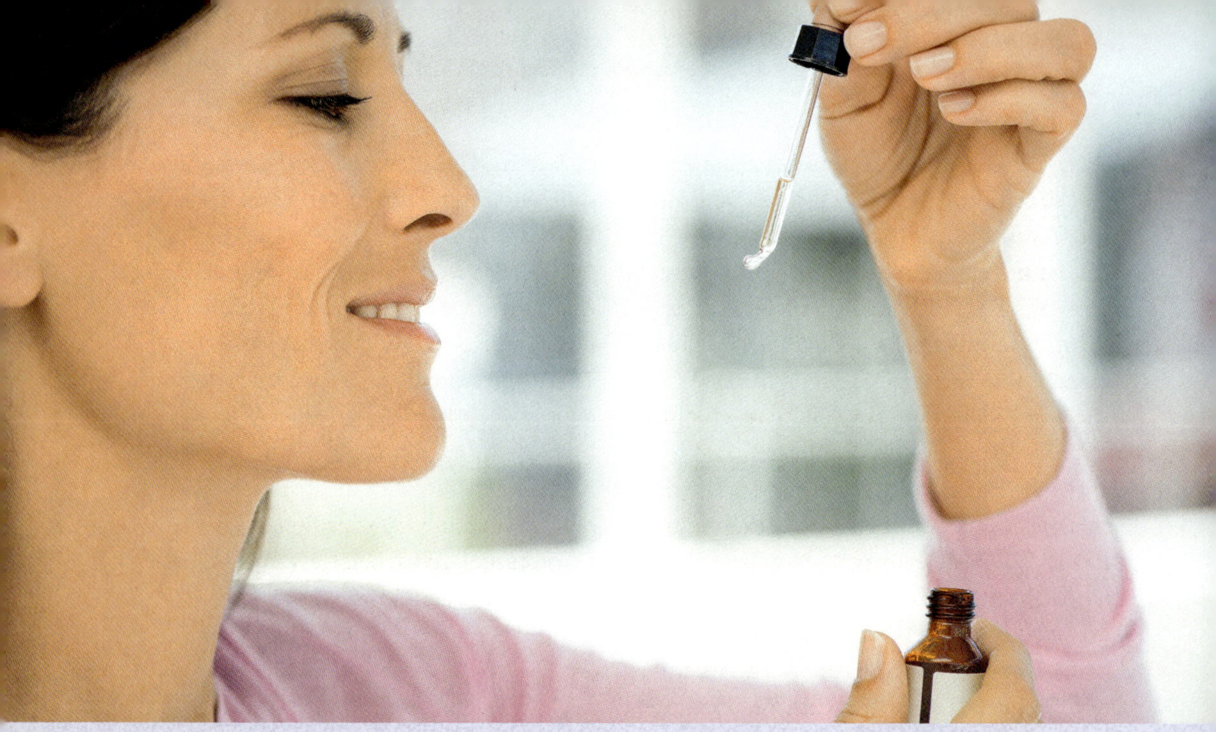

SIEBEN HEILPLÄNE FÜR EINEN GESUNDEN DARM

Die Naturheilkunde kennt, anders als die Schulmedizin, Möglichkeiten, Organe zu stärken und zu sanieren und so ihre normale Funktion wiederherzustellen. Selbst die Regeneration von Organen ist möglich. Die Schulmedizin ist mehr darauf ausgerichtet, akute Beschwerden zu behandeln und auffällige Symptome wie Schmerzen, Durchfall, Verstopfung oder Entzündungen zunächst zu stillen. Möchte man von einem Schulmediziner wissen, wie man ein Organ wieder funktionsfähig machen oder es stärken kann, ist er häufig überfragt.

Hinweise zur Behandlung: Um die Darmfunktion wiederherzustellen, gilt es, verschiedene Aspekte bei der Therapie zu beachten. Wichtig für eine erfolgreiche Behandlung sind die folgenden sechs Schritte:

1. Schritt: Entzündungsprozesse abbauen oder reduzieren

2. Schritt: Die Darmschleimhaut regenerieren, die Schleimschicht aufbauen und Giftstoffe binden und ausscheiden
3. Schritt: Den Darm von Verunreinigungen säubern, sowohl mechanisch durch Colon-Hydro-Therapie ▸ **siehe Seite 67** und Einläufe als auch medikamentös
4. Schritt: Nährstoffe für die Darmschleimhaut bereitstellen
5. Schritt: Die richtige Ernährung wählen, das heißt, belastende Nahrungsmittel meiden für die festgelegte Zeit entsprechend den Angaben nach Auswertung des IgG-Tests ▸ **siehe Seite 33**, bei Pilzbefall die Anti-Pilz-Diät ▸ **siehe Seite 73** oder bei anderen Störungen die glutenfreie Kost, die Nahrung für die Darmbakterien etc. ▸ **siehe ab Seite 69**
6. Schritt: Heilende Impulse setzen durch die Behandlung mit Darmnosoden ▸ **siehe Seite 52**
Die Reihenfolge dieser Schritte ist in der Abfolge der Mittel bei den Heilplänen bereits berücksichtigt.

Sieben Heilpläne bei darmbedingten Erkrankungen

Die sieben Heilpläne zur Behandlung von Darmbeschwerden setzen sich aus den Mitteln zusammen, die ich auf den Seiten 41 bis 59 vorgestellt habe. Jede Kombination ist auf einen bestimmten Beschwerdekomplex zugeschnitten. Da zur Behandlung der Beschwerden, die im Zusammenhang mit

INFO

HINWEIS ZU DEN MITTELN

- Bei den Heilplänen nenne ich Mittel, die sich in meiner Praxis bewährt haben. Es gibt aber stets weitere Mittel mit den gleichen oder ähnlichen Inhaltsstoffen.
- Wenn keine Dosierung oder kein genauer Einnahmezeitpunkt bei einem Mittel steht, dann wenden Sie es bitte nach Packungsbeilage an.
- Bei einigen Heilplänen gibt es mehrere Behandlungsmöglichkeiten. Ich nenne zuerst, womit ich die beste Erfahrung in meiner Praxis gemacht habe, dann die Alternativen, falls Sie zum Beispiel gegen einen Wirkstoff allergisch sind oder ein Mittel aus einem anderen Grund nicht einnehmen möchten.
- Die Heilpläne gelten für Erwachsene, bei Kindern und Jugendlichen beachten Sie bitte die Packungsbeilage.

Achtung: Das Präparat Mutaflor® muss im Kühlschrank aufbewahrt werden.

einem durchlässigen Darm und einer gestörten Darmflora stehen ▸ siehe ab Seite 77, oft mehrere der Heilpläne nötig sind, wird dort nur noch der zutreffende Heilplan genannt. Sie können auch mehrere Heilpläne miteinander kombinieren. Sind die Beschwerden weniger heftig oder treten sie nur hin und wieder auf, genügt es, ein passendes Mittel von Seite 41 bis 59 einzunehmen.

Heilplan 1

Er hilft bei allen Beschwerden, die mit Blähungen und Winden einhergehen. Sie können ihn auch einsetzen, wenn Sie nur Blähungen quälen. Sind diese hartnäckig und therapieresistent, empfehle ich eine Stuhluntersuchung, um zu sehen, wo die Ursache liegt. Selbst abklären können Sie, ob Sie zu hastig essen, Medikamente nehmen, die Blähungen verursachen, oder ob Sie auf bestimmte Nahrungsmittel reagieren. Haben Sie keinen Befund aufgrund einer Stuhluntersuchung vorliegen oder ist bei einer Untersuchung nichts Behandlungsbedürftiges herausgekommen, gehen Sie so vor:

Behandlung:

1. Woche: Mutaflor®, 1-mal 1 Kapsel zum Essen; ProBio-Cult laktosefrei®, 3-mal 2 Kps., oder Darm-LA-5®, 1-mal 1 Kps. zum Essen

Ab der 2. bis zum Ende der 4. Woche: Mutaflor®, 2-mal 1 Kps. zum Essen; ProBio-Cult laktosefrei®, 3-mal 1 Kps., oder Darm-LA-5®, 1-mal 1 Kps.

1. bis 10. Tag: Activomin®, 3-mal 2 Kps. Ab dem 11. Tag: 3-mal 1 Kps.

Alternative:

Myrrhinil Intest®, 3-mal 4 Drg., oder Pascoventral® Tropfen, 3-mal 80 Tr., oder Pro EM san®, oder ein Bitterstoff-haltiges Präparat wie Pro Intest® oder Abdomilon (insgesamt 3 bis 4 Wochen, bei Bedarf auch länger). Zusätzlich hilft bei hartnäckigen Beschwerden auch Ozovit MP® (1 Packung), es handelt sich um Magnesiumperoxid (Magnesium und Sauerstoff). Oder Sie nehmen ein Kohlepräparat wie Kohle Hevert Kapseln® (14 Tage) ein. Bei nachgewiesener Dünndarmfehlbesiedlung (= Overgrowth-Syn-

Medizinische Kohle bindet gesundheitsschädliche Darmgase und leitet sie aus.

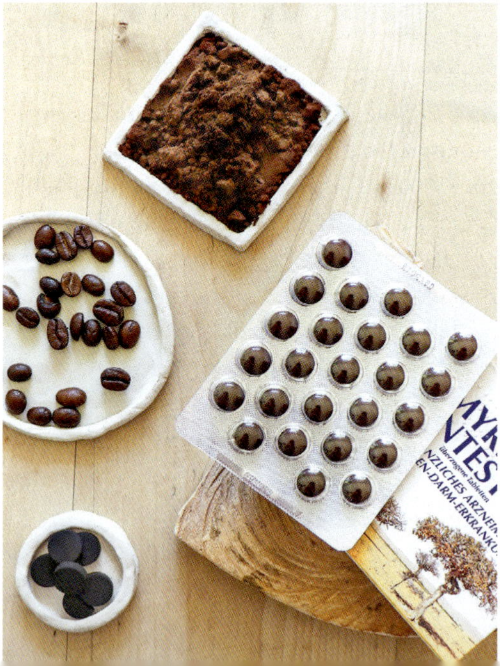

drom) mit Blähungen, aufgeblähtem Leib und Schmerzen: Sibosan® (1 Packung, eventuell auch 2)

Heilplan 2

Bei der Behandlung von Darmpilzen gibt es verschiedene Möglichkeiten, und bei der Dosierung und Dauer der Einnahme kommt es auf die Keimzahl des Pilzbefalls an. Meine Hinweise gelten für einen schwachen bis mittleren Pilzbefall (10^3 bis 10^4). Wichtig ist, in jedem Fall parallel zur Behandlung die Anti-Pilz-Diät nach Prof. Rieth ▸ siehe Seite 73 durchzuführen.

Behandlung mit Nystatin und Probiotika:
1. bis 7. Tag: Adiclair® Suspension, 3-mal 1 Pipette; gleichzeitig 3-mal 1 Tbl. Adiclair® nach dem Essen
8. bis 14. Tag: Adiclair®, 3-mal 2 Tbl. nach dem Essen
Ab dem 15. Tag: Aufbau der Mikrobiota mit Mutaflor mite®, 2-mal 1 Kps. zu den Mahlzeiten (20 Kapseln); nach Aufbrauchen von Mutaflor mite dann Mutaflor®, 2-mal 1 Kps. zum Essen (insgesamt 20 Tage Einnahme).
Gleichzeitig: Über 25 Tage ProBio-Cult laktosefrei®, 2-mal 2 Kps., alternativ: Pro Basan®, vor dem Frühstück und vor dem Schlafengehen zwei Gramm Pulver (eine Packung aufbrauchen), oder 1-mal 1 Kps. Darm-LA-5® zum Essen. Unterstützend bei Darmparasiten (8 Wochen): W1 Allium cp (ISO), 3-mal 5 Globuli, und W2 Tanacetum cp (ISO), 3-mal 5 Globuli
Bei erhöhtem pH-Wert im Darm anschließend: Lactisol® Kapseln, 3-mal 1 Kps., oder Remisyx®, 3-mal 20 Tr.

Alternative:
Mit der folgenden Kombination habe ich in der Praxis ebenso Erfolge verzeichnet, falls Sie aus einem Grund kein Nystatin einnehmen möchten (die Einhaltung der Anti-Pilz-Diät ist dennoch wichtig!) oder falls Resistenzen gegen das Mittel bekannt sind:
1. bis 15 Tag: Ichthraletten® Dragees, 3-mal 2 Drg. vor dem Essen in lauwarmem Wasser
16. bis 30. Tag: Ichthraletten® Dragees, 2-mal 2 Drg.
In der ersten Woche 1-mal täglich gurgeln oder den Mund spülen mit 2 Esslöffeln Apfelessig auf ein Glas Wasser, alternativ: 3-mal einen Spritzer Repha Os® in den Mund geben (Flasche aufbrauchen)
31. bis 45. Tag: Myrrhinil Intest®, 3-mal 4 Drg.
Ab dem 46. Tag: mikrobiologische Therapie mit Mutaflor mite®, 2-mal 1 Kps. zum Essen; danach dann Mutaflor®, 2-mal 1 Kps. zum Essen (Einnahme insgesamt 20 Tage).
Gleichzeitig: ProBio-Cult laktosefrei®, 2-mal 2 Kps. (insgesamt 25 Tage) oder Darm-LA-5®, 1-mal 1 Kps. (30 Tage lang)
Bei erhöhtem pH-Wert im Darm anschließend: Remisyx®, 3-mal 20 Tr., oder Lactisol® Kapseln, 3-mal 1 Kps. Unterstützend bei Darmparasiten (8 Wochen): W1 Allium cp (ISO), 3-mal 5 Globuli, und W2 Tanacetum cp (ISO), 3-mal 5 Globuli

Heilplan 3

Während und auch vor einer Darmsanierung und ebenso vor einer Pilzbehandlung ist es vorteilhaft, den Darm zu reinigen und ihn von alten Stuhlresten zu befreien. Weitere Möglichkeiten dafür lesen Sie auf Seite 67. Für die Darmreinigung sind ebenso geeignet: Huminsäuren Activomin®, 120 Kps., 3-mal 2 Kps., oder Laktulose ▸ **siehe Seite 49.** Heilerde und Zeolith ▸ **siehe Seite 58 f.** sind in der Lage, Darmtoxine zu binden.

Heilplan 4

Er wird eingesetzt bei Störungen der Darm-Mikrobiota. Sind in einer Stuhluntersuchung Keime festgestellt worden, die an sich nicht pathogen sind, die aber wichtige Keime zurückgedrängt haben oder die sich unkontrolliert vermehrt haben, handelt es sich um eine Dysbiose. Mit ihr zusammen treten meistens unspezifische Beschwerden auf wie Blähungen, Verstopfung, Durchfall oder breiiger Stuhl. Wichtig ist die Gabe von Laktobazillen und *Escherichia coli*.
Die Behandlung dauert drei Wochen, Sie können sie jederzeit wiederholen, wenn sie Ihnen gutgetan hat.

Behandlung:

1. bis 10. Tag: Mutaflor mite®, 2-mal 1 Kps. zum Essen (bei Mutaflor kann eine einschleichende Dosierung angezeigt sein, wenn Blähungen auftreten)

11. bis 20. Tag: Mutaflor®, 2-mal 1 Kps. zum Essen

Gleichzeitig: ProBio-Cult laktosefrei®, 2-mal 2 Kps. (insgesamt 25 Tage), oder Darm-LA-5® Kapseln, 1-mal 1 Kps. für 30 Tage
Bei erhöhtem pH-Wert im Darm anschließend: Remisyx®, 3-mal 20 Tr. (es genügt 1 Flasche), oder Lactisol® Kapseln, 3-mal 1 Kps., oder Boma Colon Protect®, 3-mal 4 Kps. Zusätzlich (8 Wochen): W1 Allium cp (ISO), 3-mal 5 Globuli, und W2 Tanacetum cp (ISO), 3-mal 5 Globuli

Heilplan 5

Dieser Heilplan hat sich bei allen Arten von Entzündungen der Darmschleimhaut (Morbus Crohn, Colitis ulcerosa, Reizdarm-Syndrom) bewährt. Alle Mittel sollten Sie wie angegeben parallel einnehmen, bei heftigen Entzündungen 10 bis 12 Wochen, bei weniger starken Entzündungen 6 Wochen.

Behandlung:

- Kaffeekohle (Carbo Königsfeld®): Erwachsene und Heranwachsende ab 12 Jahre nehmen 4-mal täglich 1 gestrichenen Messlöffel (ca. 2,3 g) Pulver mit oder ohne Flüssigkeit (Wasser)
- Lac Vital-Serum® oder Colostrum-Serum® zur Stabilisierung und zum Aufbau der Darmschleimhaut: morgens nüchtern 10 ml, gut einspeicheln
- Beta-d-Immun®, vor dem Schlafen 3 Kps., oder Regacan®, abends 3 Drg., oder Salveoflor, 2-mal 1 Kps. mittags und abends
- Regazym plus®, 3-mal 2 Kps., oder Inflabal®, 2- bis 3-mal 1 Kps.; alternativ auch

Bromelain POS, 3-mal 1 Drg., oder Pro Dialvit®, 4-mal 2 Kps.
- Mutaflor®, 2-mal 1 Kps. zum Essen
- Darm-LA-5® Kapseln, 1-mal 1 Kps., oder ProBio-Cult laktosefrei®, 3-mal 2 Kps.
- Colina® oder Luvos Heilerde® ▸ **siehe Seite 59** als Schleimhautschutz
- Pro Vita D_3-Öl Forte® ▸ **siehe Seite 58** zur Stärkung der Darmschleimhaut

Heilplan 6

Bei Unverträglichkeiten ▸ **siehe Seite 110** werden bereits seit Längerem Defekte zum Beispiel der Schleimschicht oder der Schleimhaut des Darms bestehen, ebenso ist die Darm-Mikrobiota beeinträchtigt. Um alle Aspekte zum Aufbau und zum Schutz der Darmschleimhaut zu berücksichtigen ▸ **siehe Seite 60**, sollten alle genannten Mittel zur Regeneration von Darm-Mikrobiota und Darm parallel eingenommen werden.

Behandlung:
- Repaintest®, 2-mal täglich 1 Tbl., oder Allergolact®, 3-mal täglich 1 bis 2 Tbl. 10 Minuten vor dem Essen (empfehlenswerte Behandlungsdauer: 4 Wochen, bei anhaltenden Beschwerden auch länger)
- Colina®, über Nacht als Schleimhautschutz 1 Beutel in Wasser auflösen und trinken, alternativ: Activomin®, 3-mal 1 Kps., oder Tasectan-Pulver® (über 3 bis 4 Wochen)
- Colostrum-Serum® oder Lac Vital-Serum®, morgens nüchtern 10 ml, um das Immunsystem zu stimulieren und die Schleimhaut zu reparieren (empfehlenswert sind 8 bis 12 Wochen Einnahme)
- Mutaflor®, 2-mal 1 Kps. (auch einschleichende Dosierung möglich) zur Stärkung

TIPP

MEIDEN SIE BELASTENDE NAHRUNGSMITTEL

Wesentlich für die Reparatur und Heilung der Darmschleimhaut, für die Produktion von Schleim und die einwandfreie Tätigkeit der Bakterien ist die korrekte und nicht belastende Nahrung. Welche Nahrungsmittel generell die Darmtätigkeit fördern und welche Lebensmittel die Flora eher belasten, erfahren Sie ab Seite 69. Am wichtigsten finde ich bei allen chronischen Beschwerden und Allergien eine Ausschlussdiät nach einem IgG-Test. Sie können die Untersuchung bei Ihrem Arzt oder Heilpraktiker durchführen lassen ▸ **siehe Seite 33** oder bei Laboren ▸ **siehe Adressen Seite 123** nachfragen, wer mit Ihnen zusammenarbeitet. Inzwischen können Sie die Nahrungsmittelbestimmung über einen Kapillartest beim Therapeuten durchführen lassen (Blutentnahme aus der Fingerbeere).

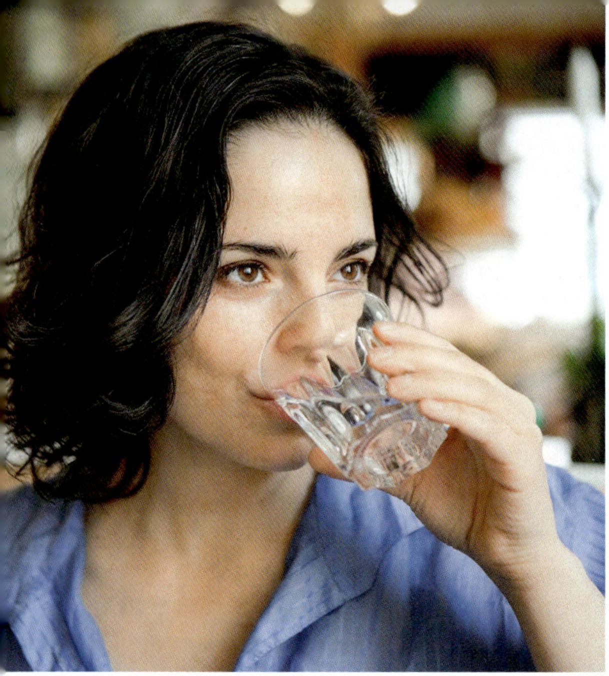

Es gibt viele hilfreiche Mittel, um den Aufbau einer gesunden Darmflora zu unterstützen.

der Darmschleimhaut (20 Tage); danach gegebenenfalls Pro Sirtusan® ▸ **siehe Seite 56** (1 Packung)

- Oreganum IntMed®, 2-mal 1 Kps. 30 Minuten vor dem Essen, zur Stimulation der Buttersäure-produzierenden Keime (1 Packung)
- Regacan®, 3 Drg. vor dem Schlafen, oder Beta-d-Immun®, abends 3 Kps., zur Stimulierung der Abwehrkräfte (4 Wochen, bei Bedarf auch länger)

Heilplan 7

Dieser Heilplan hilft bei allen Symptomen, die auf ein Leaky-Gut-Syndrom hinweisen.

Behandlung:

Zunächst ist es wichtig, die Defekte in der Darmschleimhaut zu reparieren:

- Lac Vital-Serum® oder Colostrum-Serum®, morgens nüchtern 10 ml (8 bis 12 Wochen); zusätzlich Mutaflor®, 2-mal 1 Kps. für 20 Tage (bei Beschwerden wie Blähungen rate ich zur einschleichenden Dosierung, beginnen Sie gegebenenfalls mit Mutaflor mite®).

Ist das Bakterium *Faecalibacterium prausnitzii* verringert, ist es erforderlich, diesen Keim mit Essig zu stimulieren, damit er Buttersäure produziert. Nehmen Sie die Mittel gleichzeitig oder nacheinander mindestens 8, besser 12 Wochen ein.

- Oreganum IntMed®, 2-mal 1 Kps. 30 Minuten vor dem Essen (1 Packung, Verlängerung oder Wiederholung ist sinnvoll), oder / und SymbioIntest®, 1 Beutel in Wasser aufgelöst zur Hauptmahlzeit trinken, oder ein Propionsäurepräparat wie Propicum® (1 Packung, Verlängerung oder Wiederholung ist sinnvoll)
- Tasectan®-Pulver über Nacht als Schleimhautschutz, oder Colina® (1 Packung)
- Activomin®, 3-mal 1 Kps., für die Darmschleimhaut und die Darmreinigung
- ProBio-Cult laktosefrei®, 3-mal 2 Kps., oder Darm-LA-5® Kapseln, 1-mal 1 Kps., für den Aufbau einer stabilen Säuerungsflora, alternativ: Salveoflor®, Pro Mucosa®
- Beta-d-Immun® Kapseln, 3 Kps., oder Regacan®, 3 Drg., vor dem Schlafen

Mechanische Darmreinigung

Ist der Darm nicht intakt, zum Beispiel aufgrund von Entzündungen, Darmpilzen, Verstopfung (Stuhlreste), Divertikeln und pathogenen Keimen, ist es wichtig, ihn zu reinigen. Dazu gibt es mehrere Möglichkeiten: Colon-Hydro-Therapie, Einlauf oder die Reinigung über eine Darmlavage (Golytely-Lösung, ▸ **siehe Seite 119**). Letztere sollte in Absprache mit einem Arzt oder Heilpraktiker durchgeführt werden. Diese mechanische Darmreinigung wird zum Beispiel vor Darmspiegelungen oder Operationen am Darm vorgenommen. Nicht durchgeführt werden darf sie bei Darmverschluss (Ileus), Darmstenosen (-verengungen), Nierenschwäche, Herzinsuffizienz, Colitis ulcerosa und anderen entzündlichen Darmerkrankungen sowie Leberschwäche.

Der Darmeinlauf

Der Einlauf, auch Klysma oder Klistier genannt, reinigt den Enddarm (Mastdarm) von alten Stuhlresten und regt reflektorisch die Funktion des Dickdarms an. So wird der Stuhlgang reguliert, weshalb Einläufe auch bei Verstopfung ▸ **siehe Seite 118** oder bei Darmproblemen, wie zum Beispiel bei Reisedurchfällen im Urlaub, helfen.

So wird's gemacht: Bringen Sie mittels einer Einlaufspritze (zum Beispiel 90 ml – Apotheke / Sanitätsgeschäft) lauwarmes Wasser in den After ein und belassen Sie es dort für einige Minuten. Entleeren Sie dann den Darm. Das Klistier kann mehrmals nacheinander durchgeführt werden. Alternativ kann ein Einlauf auch mit einer größeren Menge an Wasser gemacht werden, dazu gibt es spezielle Einlaufgeräte mit einem Liter Fassungsvermögen.

Zusätzlich oder alternativ kommt der Heilplan 3 in Betracht ▸ **siehe Seite 64**.

Die Colon-Hydro-Therapie

Diese Therapie ist eine Methode der Darmreinigung und -sanierung, die nur ein Arzt oder Heilpraktiker durchführen kann. Dafür wurde eine spezielle Apparatur entwickelt, mit der warmes Wasser in den Darm eingelassen und in regelmäßigen Abständen abgelassen wird. Währenddessen wird die Bauchdecke sanft massiert, um das Ablösen von Stuhlresten von der Darmschleimhaut zu fördern. Die Erfahrung der vergangenen Jahrzehnte hat gezeigt, dass sich durch diese intensive Darmreinigung chronische Beschwerden wie Allergien, Rheuma, Hauterkrankungen, Verstopfung, hoher Blutdruck, Migräne und selbst psychische Beschwerden heilen lassen. Ursache für diese Beschwerden sind vor allem Giftstoffe im Darm, die zur Selbstvergiftung führen ▸ **siehe Seite 106**. Da sich ein Großteil des Immunsystems (70 bis 80 Prozent der Lymphknoten) im Bauchbereich befindet, ist verständlich, dass Darmstörungen stets mit Störungen des Immunsystems einhergehen.

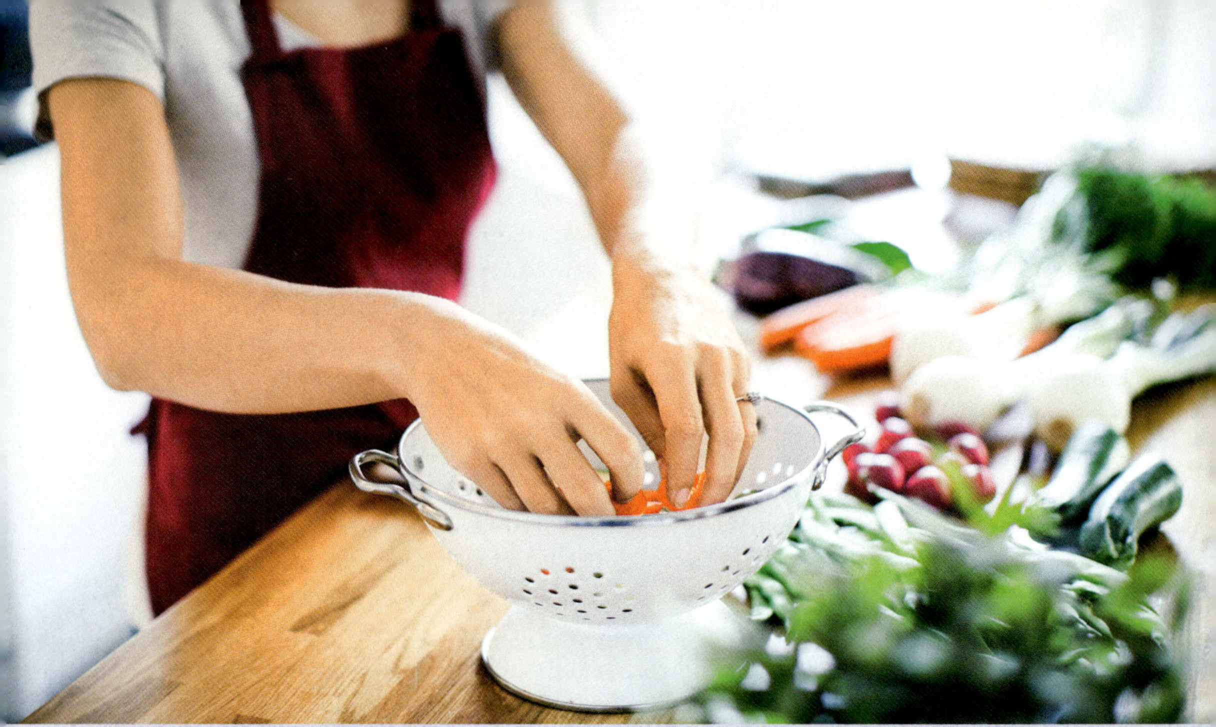

DIE RICHTIGE ERNÄHRUNG FÜR IHREN DARM

Auf den nächsten Seiten stelle ich Ihnen einige Ernährungsformen vor, die sich bei Darmerkrankungen bewährt haben. Die erste nennt Nahrungsmittel, die der Darmflora guttun. Danach folgt eine glutenfreie Kost, die häufig Beschwerden wie Intoleranzen, Reizdarm oder Autoimmunerkrankungen lindert. Zwei weitere sind die Anti-Pilz-Diät nach Prof. Dr. Hans Rieth und die Paleo-Diät, eine steinzeitliche Ernährungsform.

Neben der Wahl der geeigneten Nahrungsmittel ist es wichtig, auf gesunde und biologische Lebensmittel zu achten, die dabei helfen, den Darm nicht zusätzlich durch minderwertige Nahrungsmittel mit vielen Zusatzstoffen (E-Nummern) zu belasten.

Bitte beachten Sie: Mit der richtigen Ernährung können Sie die Behandlung Ihrer Beschwerden unterstützen, sie reicht aber allein nicht als Therapie aus.

Nahrung für Darmbakterien

Von der Auswahl der Nahrungsmittel hängt es ab, ob Sie die Tätigkeit der Mikroorganismen in Ihrem Darm fördern oder beeinträchtigen. Wenn Sie sich an die folgenden Empfehlungen halten, wird die Entstehung von schädlichen Darmgasen vermieden, die die Darmflora belasten.
Diese Diät ist eher eine Richtlinie für eine stoffwechselfördernde Ernährung bei Beschwerden wie Blähungen oder Störungen der Darm-Mikrobiota. Sie wurde von dem Naturheilmittel-Hersteller PASCOE in Gießen ausgearbeitet. Diese Hinweise berücksichtigen die für eine Symbiose der Darmkeime optimale Nahrung.

Empfehlenswerte Nahrungsmittel

Rohe Gemüse und Salate:
Fenchel, Gurken, Kürbis, Löwenzahn, Möhren, Radieschen, Rettich, Rote Bete, Salate, Sauerkraut, Sellerie, Tomaten, Zucchini
Gedünstete, gedämpfte oder gekochte Gemüse und Salate:
junge Bohnen, junge Erbsen, Kartoffelbrei, Kartoffeln als Pellkartoffeln, Möhren, Spargel, Spinat, Sellerie, Tomaten, Zucchini
Früchte:
Äpfel, Bananen, Beerenobst, Birnen, Melonen, Nektarinen, Orangen, Weintrauben
Früchte und Nüsse (in Maßen):
Datteln, Feigen, Haselnüsse, Mandeln, Rosinen, Walnüsse
Getreide und Getreideprodukte:
Grünkern, Buchweizen, Dinkel, Gerste, Hafer, Hirse, Mais, Reis, Roggen, Vollkornbackwaren
Fette und Öle:
Butter, kalt gepresste Öle (Distelöl, Keimöl, Leinöl, Olivenöl, Sonnenblumenöl)
Milch und Milchprodukte:
Buttermilch, Frischmilch, Joghurt, Käse, Kefir, Quark, Sahne, Sauerrahm
Fisch und Fleisch (in Maßen):
magere See- und Flussfische, Geflügel, Rind- und Lammfleisch, Wild (schonend gegart)
Eier (selten):
Eier und Eierspeisen
Gewürze und Würzmittel:
Anis, Apfelessig, Basilikum, Dill, Gemüseextrakt, Ingwer, Knoblauch, Koriander, Kümmel, Liebstöckel, Lorbeer, Majoran, Muskat,

INFO

HINWEIS ZU DEN ERNÄHRUNGSFORMEN

Die hier vorgestellten Ernährungsformen helfen Ihnen, Ihren Darm bei bestimmten Störungen wieder ins Lot zu bringen. Sie können sie nur während der Behandlung der entsprechenden Beschwerden einsetzen oder auch unbedenklich weiter fortführen, wenn Sie sich damit wohlfühlen.

Nelken, Petersilie, Schnittlauch, Steinsalz, Thymian, Vanille, Wacholder, Weinessig, Zimt, Zwiebel
Süßmittel (selten):
reiner Bienenhonig
Getränke:
Bier, Kräuter- und Früchtetee, Malzkaffee, Mineralwasser, verdünnte Obstsäfte und Gemüsesäfte
Getränke (selten):
Rotwein und Weißwein

Nahrungsmittel, die nicht empfehlenswert sind

Gemüse und Salate:
Blumenkohl, Bratkartoffeln, Hülsenfrüchte (außer junge Erbsen und junge Bohnen), Kartoffelsalat, alle Kohlarten, Pilze, Pommes frites, Schwarzwurzel. Diese Nahrungsmittel gelten zwar an sich als gesund, sie wirken im Darm jedoch blähend und schädigen die natürliche Darmflora durch Gasbildung. Sind bereits Darmprobleme vorhanden, sollten Sie sie daher für einige Zeit meiden.
Früchte:
Gekochtes Obst (verträgt sich nicht mit rohem Obst), unreifes Obst
Getreide und Getreideprodukte:
Backwaren aus Auszugsmehl, frisches Brot, Hefegebäck
Fette und Öle:
Gänsefett, gehärtete Fette, gewöhnliche Margarine, Mayonnaise, raffinierte Öle, Schweinefett
Milch und Milchprodukte:
geschlagene Sahne, H-Milch, H-Sahne, Milchprodukte mit Zuckerzusatz
Fleisch und Fisch:
Entenfleisch, Fischkonserven, Gänsefleisch, Geräuchertes, Innereien, Karpfen, Räucherfisch, Salzhering
Schweinefleisch ist nicht aufgeführt, weil es in Naturheilkreisen als Nahrungsmittel nicht infrage kommt.
Süßmittel und Süßwaren:
Fruchtzucker, Malzzucker, raffinierter Zucker, Traubenzucker, zuckerhaltige Produkte, Zuckerkonzentrate wie Ahornsirup, Apfel- und Birnendicksaft
Gewürze und Würzmittel:
Branntweinessig, Essiggurken, Fertigsoßen, Fleischextrakte, Ketchup, Pfeffer, Senf, Suppen- und Soßenpulver, Suppenwürze
Getränke:
Fruchtsaftgetränke, Liköre, Mineralwasser mit Kohlensäure, Schnäpse, Schwarztee, starker Bohnenkaffee, Weinbrand

Glutenfreie Nahrung

Vielen Patienten hat bei Verdacht auf Glutensensitivität ▸ **siehe Seite 121** die Empfehlung geholfen, sich glutenfrei zu ernähren. Bei einer Reaktion auf Gluten muss nicht gleich eine Zöliakie ▸ **siehe Seite 120** vorliegen, immer häufiger gibt es Empfindlichkeiten auf Gluten (Klebereiweiß) ohne Vorliegen einer Zöliakie.

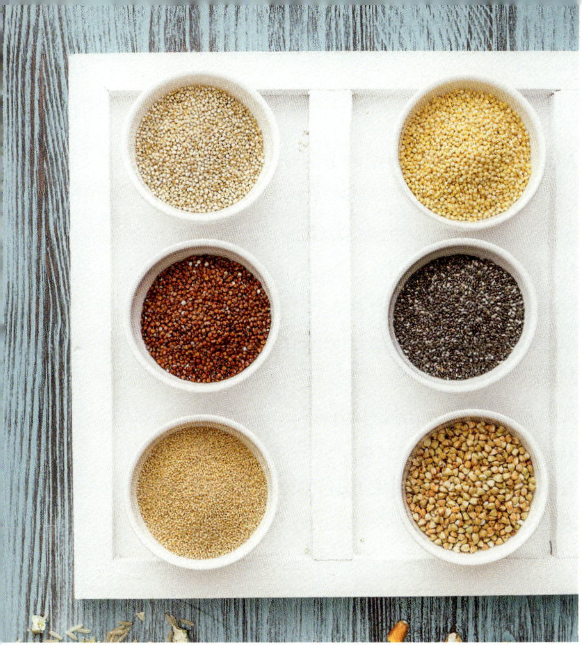

Sesam, Hirse, Rothirse, Chia, Amaranth und Buchweizen enthalten kein Gluten.

Alternativen zu herkömmlichen Getreideprodukten:
Buchweizen, Hirse, Amaranth, Maisstärke, Polenta (Maisgrieß), Reismehl, Quinoa, Chia, Kastanien- und Johannisbrotmehl, Sojamehl, Goldhirse, Tapioka, Sorghum, Teffmehl (Mehl aus den Samen der Zwerghirse, *Eragrostis tef*), Kichererbsen, Traubenkernmehl, Guarkernmehl, Kiwicha (Samen des Garten-Fuchsschwanzes, *Amaranthus caudatus*), Zuckerrübenkleie
Milchprodukte:
H- und Frischmilch, Buttermilch, Sauermilch, Kondensmilch, Sahne, Schmand, Crème fraîche, Butter, Speisequark; natürlich gereifte Käsesorten (z. B. Emmentaler, Tilsiter, Edamer, Gouda, Camembert und Brie am Stück), Mozzarella in Salzlake, Frischkäse Natur
Fleisch, Fisch, Meeresfrüchte:
Alle ungewürzten, unpanierten frischen oder tiefgekühlten Fleisch-, Geflügel- und Fischsorten sowie naturbelassene Meeresfrüchte (zum Beispiel Scampi, Krabben, Krebse, Garnelen, Muscheln); Fischkonserven im eigenen Saft oder in Öl
Beilagen und Nudeln:
Kartoffeln, Mais, Reis in naturbelassener Form; Pellkartoffeln, Folienkartoffeln, Tiefkühl-Pommes-frites, die aus Kartoffeln geschnitten wurden; Reisnudeln, Maisnudeln, echte asiatische Glasnudeln, Nudeln aus gemahlenen Hülsenfrüchten
Obst, Gemüse:
frisches Obst und Gemüse, Tiefkühl-Obst und -Gemüse ohne Zusatzstoffe; Konservenobst und -gemüse, bei denen als Zusatzstoffe nur Wasser, Zucker oder Glukosesirup und Salz aufgeführt sind
Nüsse, Ölsaaten, Hülsenfrüchte, Pilze:
unverarbeitete Nüsse und Ölsaaten wie Haselnüsse, Erdnüsse, Walnüsse, Mandeln, Leinsamen, Sesam, Sonnenblumenkerne, Mohn, Kürbiskerne, Pinienkerne; alle Sorten Hülsenfrüchte ohne Zusätze – zum Beispiel Bohnen, Kichererbsen, Linsen, Sojasprossen; alle Sorten Pilze ohne Zusätze
Süßes:
weißer Zucker, brauner Zucker, Gelierzucker, Maltodextrin, Dextrose, Trauben-

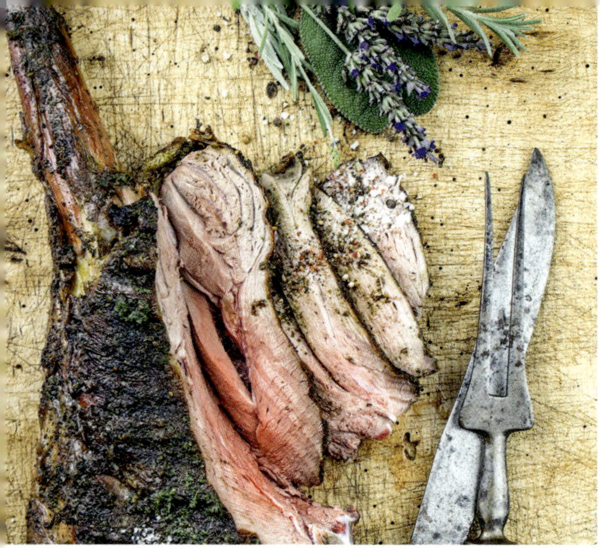

Bei der Paleo-Ernährung ist Fleisch wie Wild erlaubt, da es in der Steinzeit verfügbar war.

zucker ohne Zusätze, Fruchtzucker; Marmelade, Konfitüre, Honig
Öle, Fette:
Pflanzenöle, reine Plattenfette, reines Butterschmalz, reines Schweineschmalz
Würzmittel, Gewürze, Kräuter:
Salz, auch mit Jod und Fluor; Tomatenmark, sofern es nur aus Tomaten und Salz beziehungsweise Zucker besteht; reine Gewürze (etwa Pfeffer, Kümmel, Paprika); reine Kräuter (etwa Thymian, Rosmarin, Oregano); Mischungen aus reinen Gewürzen oder reinen Kräutern; Glutamat
Hefen, Binde- und Geliermittel:
frische Backhefe; Bindemittel: Johannisbrotkernmehl, Kartoffelstärke, Kartoffelmehl, Maisstärke, Pfeilwurzelmehl, Guarkernmehl, Tapioka, Agar-Agar; Geliermittel: Gelierzucker, Pektin, Xanthan
Alkoholfreie Getränke:
Mineralwasser, Tafelwasser, Heilwasser, Leitungswasser; Bohnenkaffee, löslicher Kaffee, echter Kakao; Cola, Limonaden; reine Fruchtsäfte (100 Prozent); Fruchtnektar; reine Sojamilch; nicht aromatisierter oder vitaminisierter Tee
Alkoholhaltige Getränke:
Wein, Sekt, Prosecco, Süßmost. Rum, Gin, Arrak, Ouzo, Raki, Obstbranntweine, klare Brände, Korn

Paleo-Ernährung

»Paleo« leitet sich von griech. »palaios« = alt ab. Es handelt sich um eine Ernährungsform der Jäger und Sammler aus der Altsteinzeit, bevor Ackerbau und Viehzucht vermehrt betrieben wurden. Im Gegensatz zur kohlenhydratreduzierten Diät, die derzeit häufig als die Superkost propagiert wird, sind bei der Paleo-Diät hochglykämische Anteile (Datteln, Feigen) erlaubt. Die Paleo-Ernährung setzt sich aus Nahrungsmitteln zusammen, von denen angenommen wird, dass sie schon in der Altsteinzeit verfügbar waren. Sie ist glutenfrei und kohlenhydratarm.

Das ist erlaubt

Gemüse, Fleisch (Wild), Fisch, Meeresfrüchte, Schalentiere, Eier, Obst sowie Kräuter, Pilze, Nüsse, Esskastanien und Honig.
Als Getränke Wasser und Tee aus Kräuteraufgüssen.

Das ist nicht erlaubt

Milch und Milchprodukte sowie Getreide und Getreideprodukte; industriell verarbeitete Nahrungsmittel wie Zucker, alkoholische Getränke oder Fertiggerichte.
Bei der Verwendung von Ölen und Fetten gibt es unterschiedliche Meinungen. Manche meiden nur die Öle / Fette, die aus nicht-steinzeitlichen Pflanzen wie zum Beispiel Oliven oder Erdnüssen erzeugt werden. Andere wiederum verzichten generell auf Öle, da diese industriell verarbeitet wurden. Hülsenfrüchte und vor allem Weizen sind ausgeschlossen, weil sie hohe Mengen an Lektinen ▸ **siehe Seite 26** enthalten. Damit schützen sich Pflanzen gegen das Gefressenwerden. In unserem Darm heften sich Lektine an die Schleimhaut und machen sie dadurch durchlässig für schädliche Stoffe.

Anti-Pilz-Diät

Wenn bei Ihnen ein Pilzbefall festgestellt wurde, dann sollten Sie sich an die folgenden Empfehlungen bei Ihrer Ernährung halten – und zwar mindestens so lange, wie Sie die Pilzkur durchführen. Die Anti-Pilz-Diät wurde in den 1980er-Jahren von dem Arzt und Pilzforscher Prof. Dr. Hans Rieth entwickelt. Er gilt auch als »Pilz-Papst«.

Das ist erlaubt

- Kartoffeln, Vollkornreis, -nudeln, -brot, Buchweizen, Knäckebrot, Mischbrot
- herzhaftes Vollkorngebäck und Nüsse in Maßen, Müsli ohne Zucker, Diabetiker-Kekse
- saures Obst (saure Äpfel, Zitronen, Grapefruits), kohlenhydratarme Früchte wie Erdbeeren, Himbeeren
- Fisch und Fleisch in allen Variationen, aber nicht paniert
- Eierspeisen mit Milch, Milchprodukten, Gemüse oder Salat, Soufflé, Auflauf
- Milchprodukte (Milch, Buttermilch, Molke, Dickmilch, Joghurt, Quarkspeisen ohne Zucker, Käse)
- ballaststoffreiches Gemüse, einheimisch oder exotisch (Auberginen, Blumenkohl, Bohnen, Brokkoli, Chinakohl, Chilischoten, Erbsen, Fenchel usw.), Salate; Waldpilze, Champignons
- Milchzucker
- zuckerfreie Getränke wie Mineralwasser, Kaffee, Tee; in Maßen trockene und halbtrockene Weine, trockener Sekt

Das ist nicht erlaubt

- Nudeln aus Auszugsmehl; Weißbrot, Brötchen, Toast aus Auszugsmehl
- Zucker, Haushaltszucker, Malzzucker, Rübenzucker, Puderzucker, Rohrzucker, Honig, Dicksäfte
- Süßigkeiten aller Art, Kuchen, Kekse, Pudding, Schokolade usw.
- gesüßte Getränke wie Limonaden, Cola, Nektare, Fruchtsaftgetränke, Obstsaft, süße Weine, Liköre etc.

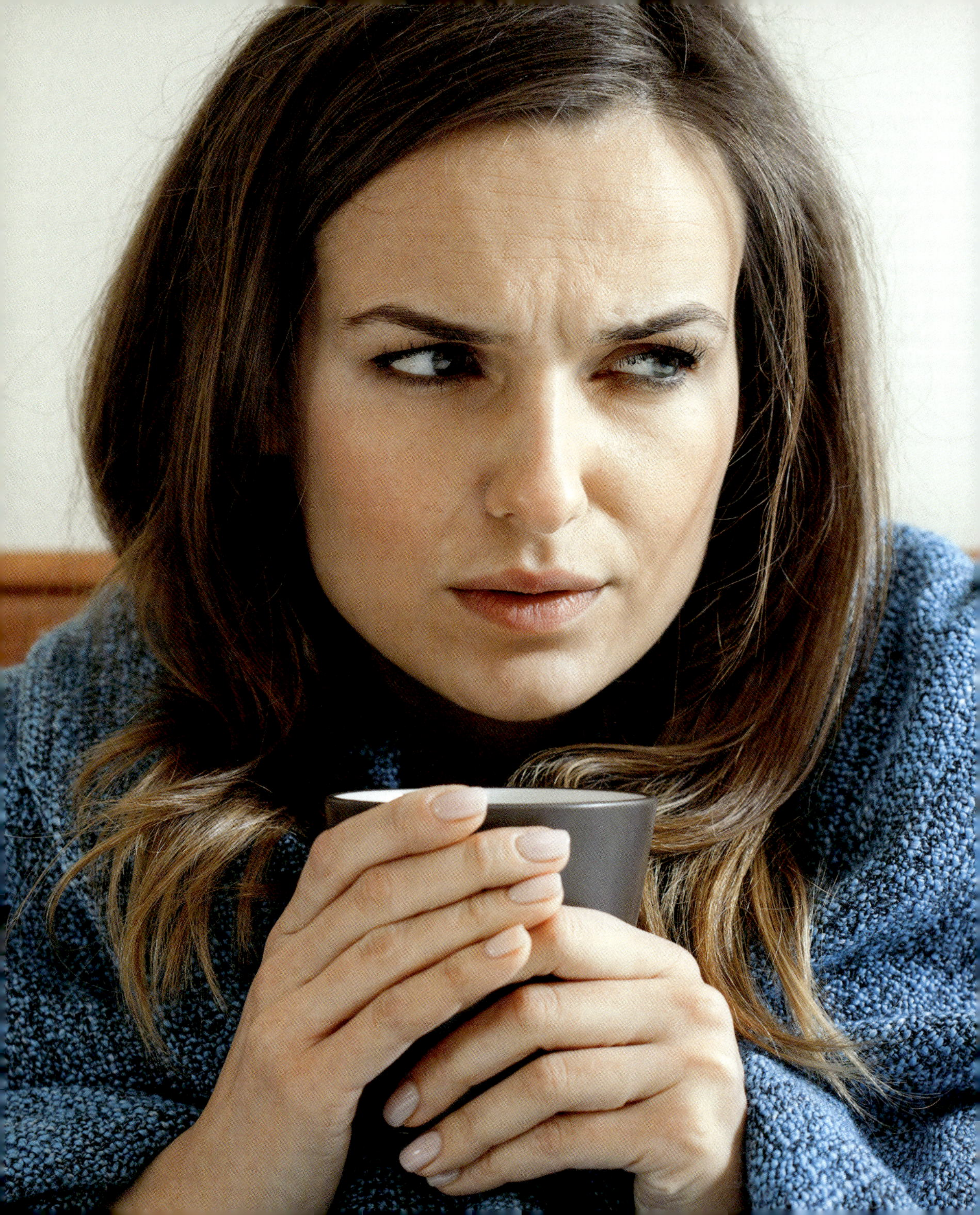

HILFE BEI DARMBEDINGTEN ERKRANKUNGEN

IN DIESEM KAPITEL LERNEN SIE BESCHWERDEN KENNEN, DIE AUF EINE GESTÖRTE DARMFLORA ZURÜCKGEHEN KÖNNEN. MITHILFE DER HEILPLÄNE AUS DEM ZWEITEN KAPITEL KÖNNEN DIE BESCHWERDEN, DIE SIE VIELLEICHT SCHON EIN LEBEN LANG MIT SICH HERUMTRAGEN, ABKLINGEN.

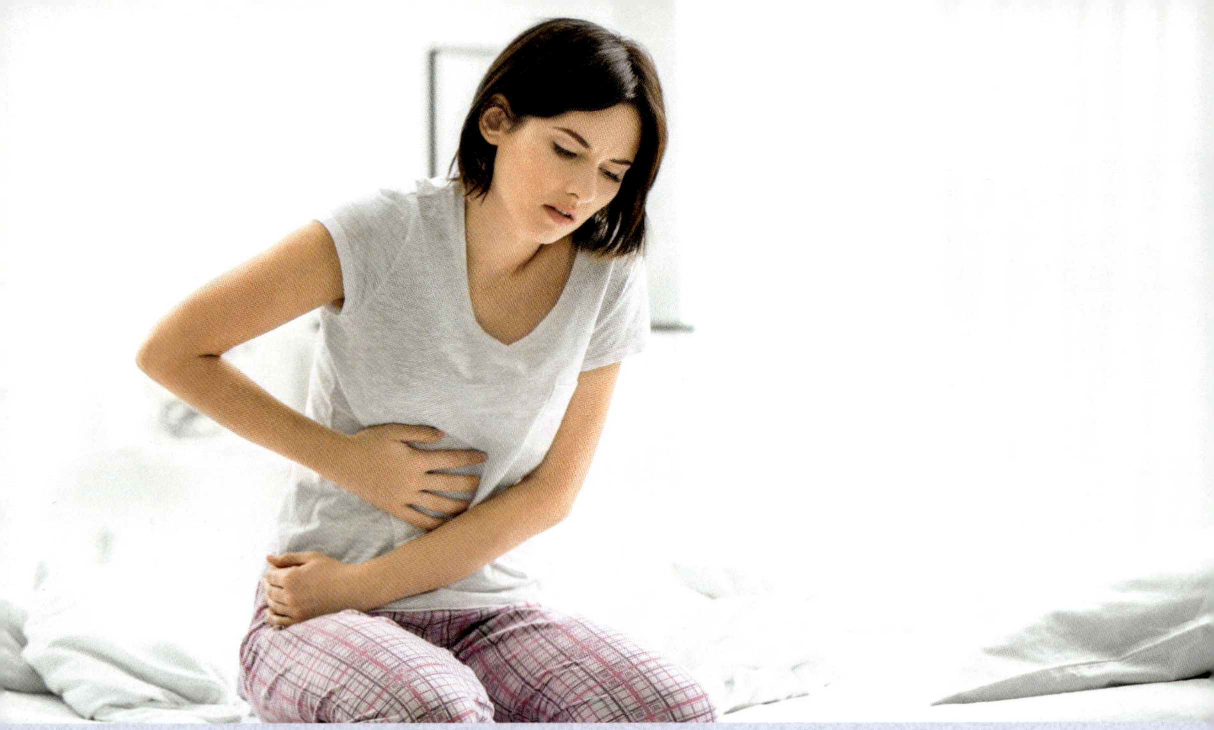

BESCHWERDEN VON A BIS Z ERFOLGREICH BEHANDELN

Die Mikrobiomforschung ist derzeit für mich das spannendste Forschungsgebiet in der Medizin. Sie findet immer wieder neue Beschwerden, die die Folge einer gestörten Darm-Mikrobiota sind. Und es ist kaum zu erahnen, was in den nächsten Jahren diesbezüglich noch alles erforscht und entdeckt wird. Bestimmen letztlich unsere Bakterien, nicht nur die im Darm, wie es uns körperlich, seelisch und geistig geht?

So behandeln Sie sich selbst

Alle Beschwerden in diesem Kapitel sind alphabetisch gelistet. Dabei ist jedes Krankheitsbild nach dem gleichen Schema aufgebaut. Nach einer kurzen Beschreibung folgen die Ursachen der Erkrankung, dann verschiedene Möglichkeiten, die Krankheit zu diagnostizieren. Unter »Therapie« nenne ich empfehlenswerte Behandlungsmethoden. Beachten Sie bitte auch die wichtigen Informationen rechts.

So gehen Sie vor: Haben Sie eine leichtere Beschwerde, zu deren Diagnose Sie keinen Therapeuten brauchen, etwa Blähungen oder Durchfall, dann sehen Sie sofort unter diesem Krankheitsbild nach und richten Sie sich nach den Empfehlungen unter dem Stichpunkt »Therapie«.

Wissen Sie nicht genau, was Ihnen fehlt, lassen Sie Ihren Arzt oder Heilpraktiker die Diagnose stellen. Danach können Sie sich ebenfalls nach den Empfehlungen unter »Therapie« beim zutreffenden Krankheitsbild richten. Alle Mittel können Sie parallel zur schulmedizinischen Therapie anwenden. Wenn Sie aufgrund der Beschwerden mehrere Heilpläne anwenden müssten, rate ich, zunächst mit dem Thema zu beginnen, das für Sie den größten Leidensdruck verursacht, etwa die Anti-Pilz-Behandlung ▸ **siehe Seite 87**. Nach einer Anti-Pilz-Behandlung ist zum Beispiel der Aufbau der Darmflora empfehlenswert. Liegen Entzündungen vor, sollten Sie zunächst diese behandeln.

Hinweis: In diesem Kapitel gehe ich auf häufigere Erkrankungen ein, deren Ursache in einem durchlässigen Darm und einer gestörten Darmflora liegen. Da zur Behandlung dieser Beschwerden oft mehrere der Heilpläne ▸ **siehe Seite 62 bis 66** nötig sind, wird unter »Therapie« nur noch der zutreffende Heilplan genannt. Sie können auch mehrere Heilpläne kombinieren.

Abwehrschwäche

Häufig auftretende Erkältungen oder Allergien ▸ **siehe Seite 78** weisen darauf hin, dass Ihr Immunsystem nicht schlagkräftig ist. Dann können sich Erreger wie Bakterien, Pilze oder Viren im Körper vermehren und zu Krankheiten führen.

Ursachen

Infrage kommen Störungen der Darm-Mikrobiota (zum Beispiel Darmpilze), Stress,

WICHTIG

BITTE BEACHTEN

- Die bei der Therapie der Beschwerden genannten Heilpläne 1 bis 7 finden Sie ab Seite 61.
- Bei der Behandlung nenne ich vor allem Heilmittel, kenntlich am Markenzeichen »®«, die ich in meiner Praxis als sehr wirkungsvoll kennengelernt habe. Ich möchte aber betonen, dass weder der Verlag noch ich als Autor aus der Nennung finanzielle Vorteile erzielen. Es gibt weitere Mittel mit den gleichen oder ähnlichen Wirkstoffen.
- Alle Mittel, bei denen keine Dosierung genannt ist, nehmen Sie bitte nach Packungsbeilage ein.

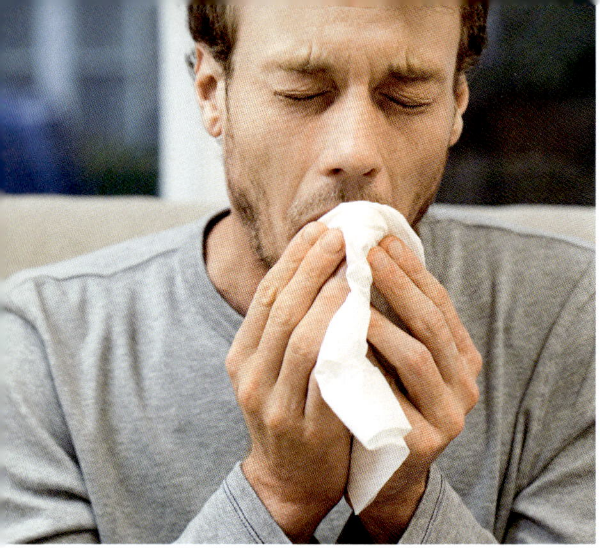

Bei Abwehrschwäche mit häufigen Infektionen kann eine gestörte Darmflora die Ursache sein.

wenig Schlaf oder geistige, seelische und körperliche Belastungen. Als Folge können Nahrungsmittelunverträglichkeiten und Allergien auftreten, die das Immunsystem zusätzlich überfordern, oder durch Erreger Krankheiten ausgelöst werden. Umgekehrt können Nahrungsmittelunverträglichkeiten auch zu Abwehrschwäche führen.

Diagnostik

Erfahrungsgemäß liegt bei immer wieder auftretenden Infekten meist eine Störung der Darm-Mikrobiota vor und ganz häufig ein Hefepilzbefall ▸ **siehe Seite 25**. Deshalb ist eine Stuhluntersuchung auf Bakterien und Pilze obligatorisch. Wichtig ist es, über den pH-Wert des Stuhls die Säuerungsflora ▸ **siehe Seite 46** sowie die Keimzahl von *Faecalibacterium prausnitzii* zu bestimmen.

Therapie

Je nach Befund erfolgt eine Sanierung der Mikrobiota mit lebenden Keimen und Präbiotika (Heilplan 4 ▸ **siehe Seite 64**) oder eine Behandlung des Pilzbefalls (Heilplan 2 ▸ **siehe Seite 63**).

ZUSÄTZLICH HILFT

Ihre Abwehrkräfte können Sie generell stärken mit Immun Pro® oder mit Betaglucanen ▸ **siehe Seite 50**, zum Beispiel mit Regacan® oder Beta-d-Immun®.

Bewegung im Freien oder wöchentlich ein Saunabesuch sind ebenfalls geeignet, das Immunsystem zu stärken. Oder machen Sie mehrmals im Jahr eine Trinkkur mit Sonnenhutsaft (Apotheke, Reformhaus – einzunehmen nach Packungsanleitung).

Allergien

Bei einer Allergie bildet das Abwehrsystem des Menschen fälschlicherweise gegen eigentlich harmlose Bestandteile der Nahrung oder Stoffe, wie Pollen oder Tierhaare Antikörper, um sie zu bekämpfen. Der nochmalige Kontakt mit diesen Stoffen löst entweder sofort oder nach einer gewissen Zeit auf der Haut oder Schleimhaut eine heftige Immunreaktion mit entzündlichen Symptomen wie Heuschnupfen, Asthma oder Durchfall aus, weil sich das Immunsystem diese Stoffe als gefährlich gemerkt hat. Allergien stehen in engem Zusammenhang mit einer gestörten

Darmflora oder einer Verminderung von sehr wichtigen Darmkeimen wie *Lactobacillus acidophilus* LA-5 oder *Escherichia coli*. Zur Abgrenzung der Allergien von Nahrungsmittelunverträglichkeiten ▶ **siehe Info Seite 110**.

Ursachen

Während sich anfangs nur Naturmediziner und Heilpraktiker mit diesen Zusammenhängen auseinandersetzten, ist nun nach 15 Jahren Forschung auch für die Schulmedizin die bakterielle Situation im Darm eine wichtige Ursache von Allergien. Zwischenzeitlich gibt man zu, dass Antibiotika das Auftreten von Allergien wie Neurodermitis oder Asthma fördern. Dennoch bekommen Patienten nach einer Antibiotika-Therapie immer noch keine Probiotika verordnet. Allergien sind oft die Folge einer Abwehrschwäche ▶ **siehe Seite 77**. Diese kann, wie die allergische Empfindlichkeit selbst, mit einer gestörten Darmflora oder mit einem Leaky-Gut-Syndrom ▶ **siehe Seite 107** zusammenhängen. Auch Darmpilze können zur Entstehung von Allergien beitragen.

Diagnostik

Wichtig sind eine Analyse der Darmflora, die Untersuchung des Stuhls auf Pilze und die Bestimmung der Keimzahl von *Faecalibacterium prausnitzii*. Treten Symptome gleich nach der Nahrungsaufnahme auf, können Sie mittels Pulstest nach Dr. Coca ▶ **siehe Seite 34** eine Allergie auf einfache Weise bei sich selbst feststellen.

Therapie

Bei Vorliegen von Darmpilzen hilft der Heilplan 2 ▶ **siehe Seite 63**. Eine gestörte Darmflora behandeln Sie mit dem Heilplan 4 ▶ **siehe Seite 64**. Hat ein Allergietest oder der IgG-Test auf bestimmte Nahrungsmittel positiv reagiert, sollten Sie diese für längere Zeit meiden.

ZUSÄTZLICH HILFT

- ein antiallergisch wirkendes Präparat zum Lindern der Symptome, zum Beispiel Allergolact®
- zur Stärkung der Abwehr Regacan®, Immun Pro® oder Beta-d-Immun®

Beide Mittel können parallel eingenommen werden.

Asthma bronchiale

Bei dieser chronischen Entzündung der Atemwege kommt es zu Atemnot mit Giemen und Pfeifen sowie zu Kurzatmigkeit.

Ursachen

Im Jahr 2014 veröffentlichten die Wissenschafter J. Walker, L. Dieleman et al. im Clin Invest Med Journal eine Untersuchung über die Zusammenhänge zwischen einem Leaky-Gut-Syndrom und Asthma. Danach geht schweres bis mittelschweres Asthma

AUS DER PRAXIS

ASTHMA NACH PILZ-THERAPIE VERSCHWUNDEN

Im April 2008 suchte mich ein 40-jähriger Mann auf, der seit Jahren pro Jahr fünf bis acht Monate über Heuschnupfen, Asthma, eine Unverträglichkeit von Weizenbier, Blähungen und Bauchschmerzen klagte. Sein Hausarzt konnte keine Ursache dafür finden. Aufgrund der Beschwerden veranlasste ich eine Stuhluntersuchung auf Pilze. Das Ergebnis überraschte mich nicht: ein mittlerer Schimmelpilzbefall mit *Aspergillus niger* (10^4), ein Hefepilzbefall mit *Candida species novum* (10^2 bis 10^3) sowie eine Störung der Mikrobiota. Ich verordnete eine Pilz-Therapie mit Nystatin, anschließend den Aufbau der Darmflora. Schon nach zwei Wochen verschwanden Asthma, Heuschnupfen, Bauchschmerzen und Blähungen. Alle Beschwerden sind bis 2016 nicht mehr aufgetreten. Das Asthma war eine allergische Reaktion auf den Schimmelpilz.

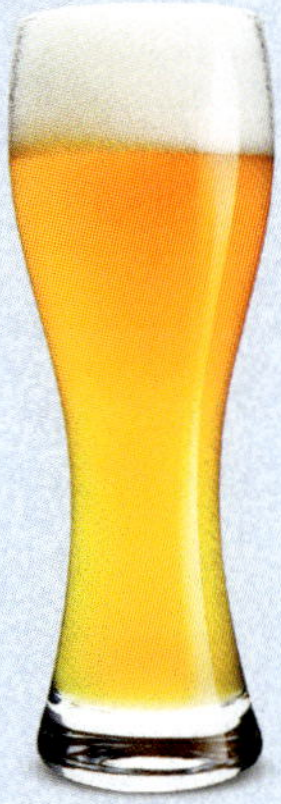

sehr häufig mit einer abnormen Darm-Durchlässigkeit einher. Diese Durchlässigkeit zeigte sich bei einer Reihe von Erkrankungen einschließlich chronisch entzündlicher Darmerkrankungen wie Morbus Crohn und Colitis ulcerosa, aber ebenso bei immunologischen Erkrankungen, die nicht mit dem Darm zusammenhängen, wie Asthma, Diabetes und multiple Sklerose. Durch Löcher in der Schleimhaut können, so die Forscher, vermehrt Allergene aus dem Darm in den Körperkreislauf gelangen. Dadurch können unangemessene allergische Reaktionen auftreten, ebenso aber Entzündungen der Darmschleimhaut.

Asthma kann aber auch die Folge vorausgegangener Entzündungen der Bronchien (Bronchitis) sein, mit einer allergischen Reaktion auf Pollen, Hausstaub oder Tierhaare einhergehen oder von Pilztoxinen ▸ **siehe Seite 97** ausgelöst werden. Auch psychische Störungen, Stress oder körperliche Anstrengung können zu Asthma führen.

Diagnostik

Um die Ursache einzugrenzen, rate ich zu einer Stuhluntersuchung auf Pilze und auf pathogene Bakterien. Außerdem sollte der Alpha-1-Antitrypsin-Test durchgeführt werden, um das Leaky-Gut-Syndrom zu erkennen, sowie ein IgG-Test ▸ **siehe Seite 33** wegen Unverträglichkeiten.

Therapie

Liegt eine gestörte Darmflora vor, hilft der Heilplan 4 ▸ **siehe Seite 64**, bei Pilzbefall der Heilplan 2 ▸ **siehe Seite 63**. Hat der IgG-Test unverträgliche Nahrungsmittel erbracht, sollten Sie diese meiden.

ZUSÄTZLICH HILFT

Mit einem antiallergisch wirkenden Präparat, zum Beispiel Allergolact®, lassen sich die Symptome lindern.

Aufmerksamkeitsdefizit-(Hyperaktivitäts-)Syndrom

Bei dieser auch AD(H)S genannten Beschwerde handelt es sich um eine Konzentrationsstörung, die mit Aufmerksamkeitsmangel, Unruhe, Impulsivität, Zappeln, Angst und Stimmungsschwankungen einhergeht. Sie betrifft vor allem Kinder und Jugendliche. Auch das Sozialverhalten kann gestört sein. Schon 1997 konnten H. F. Schimatschek et al. in einer Doppelblindstudie mit 230 Kindern zeigen, dass ein Magnesiummangel die Symptome fördert.

Ursachen

Statistiken zufolge hat in den vergangenen Jahren die ADHS-Erkrankung unter Kindern zugenommen. Als Ursache werden unter anderem höhere Leistungsanforderungen, Vitalstoffmangel durch einseitige Ernährung – vor allem Fastfood – und Einflüsse von Zusatzstoffen in Lebensmitteln ▸ **siehe Info Seite 95** diskutiert. Relativ neu sind die Erkenntnisse, dass in der Kindheit erfolgte häufigere Antibiotika-Therapien das Gehirn negativ beeinflussen und das Entstehen von ADHS begünstigen.
Auch bei Kaiserschnitt-Kindern tritt ADHS häufiger auf. Wie Sie auf Seite 16 lesen konnten, ist bei ihnen der Aufbau einer normalen Mikrobiota gestört. Dies wirkt sich negativ auf das Gehirn und dadurch auch auf das Lernen aus. Ebenso führen Nahrungsmittelunverträglichkeiten ▸ **siehe Sei-**

> **INFO**
>
> **LÖSEN MILCH UND GETREIDE HYPERAKTIVITÄT AUS?**
>
> Bei einer Untersuchung des Cyto-Labors in Lich Mitte der 1990er-Jahre – ermittelt durch den IgG-Bluttest – kam heraus, dass von 51 Kindern jeweils 88 Prozent auf Milchprodukte und Getreide positiv reagierten. Nahezu 100 Prozent der Kinder wiesen eine Kombination von Haut-, Darm- und psychischen Störungen auf. In 50 Prozent der Fälle lag eine Candidiasis ▸ **siehe Seite 25** vor.

te 110 und ein Leaky-Gut-Syndrom ▸ siehe Seite 107 häufig zum ADHS-Syndrom. Allerdings wird die Erkrankung nur selten mit dem Darm in Zusammenhang gebracht. Und ebenso selten werden hormonelle Störungen ▸ siehe Bücher Seite 122 als Ursache angenommen. Wenn die geistige Leistung eingeschränkt ist, handelt es sich oft um einen Progesteronmangel, außerdem fehlt bei ADHS häufig Testosteron. Auch ein Mangel an Schilddrüsenhormonen kann für Aufmerksamkeitsstörungen verantwortlich sein.

Diagnostik

Wichtig ist eine Analyse der Darmflora, um die Keimzahl der wichtigsten Keime, etwa *Escherichia coli*, zu bestimmen. Auch ein Hormon-Speicheltest ▸ siehe Adressen Seite 123 ist zu empfehlen. In der Praxis lasse ich bei ADHS auf Hefepilze testen – häufig mit positivem Befund. Nach einer Sanierung der Darm-Mikrobiota sinken die ADHS-Beschwerden deutlich. Gänzlich verschwunden waren sie, wenn eine Ausschlussdiät nach dem IgG-Test erfolgte ▸ siehe Seite 33.

> **INFO**
>
> **LERNSTÖRUNG DURCH EINEN KRANKEN DARM?**
>
> Das limbische System ist ein entwicklungsgeschichtlich alter Teil des Gehirns. Es steuert wichtige Funktionen wie Antrieb, Lernen, Gedächtnis, Emotionen sowie die unbewusste Regulierung von Nahrungsaufnahme und Verdauung. Ist der Darm nicht intakt, beeinflusst er das limbische System negativ. Dadurch können dessen Funktionen gestört werden.

Therapie

Hat die Stuhluntersuchung eine gestörte Darmflora erbracht, empfehle ich den Heilplan 4 ▸ siehe Seite 64. Kinder nehmen stattdessen Mutaflor Suspension® und ProBio-Cult Sticks® ein. Liegt ein Pilzbefall vor, ist der Heilplan 2 ▸ siehe Seite 63 angezeigt. Beide Heilpläne können bei Bedarf auch kombiniert werden. Bei einem Leaky-Gut-Syndrom gilt Heilplan 7 ▸ siehe Seite 66.

Bauchschmerzen

Bauchschmerzen sind keine Krankheit, sondern ein Symptom. Schmerzen sind immer ein Zeichen, dass eine Störung vorliegt. Sie sind ein Warnsignal des Körpers und sagen uns, dass etwas nicht in Ordnung ist.

Ursachen

Bauchschmerzen können auf entzündliche Prozesse im Dick- und Dünndarm hindeuten, auf Darmpilze, Unverträglichkeitsreaktionen, Allergien, Divertikel (sackartige Ausstülpungen der Darmschleimhaut), die sich entzünden können (Divertikulitis). Sind es mehr diffuse, das heißt keine punktuellen Schmerzen, geht man eher von einer großflächigen Reizung aus, wie zum Beispiel bei der diffusen Gastritis (Magenschleimhautentzündung). Dagegen ist der Schmerz bei einem Magengeschwür eher punktuell.

Diagnostik

Wichtig ist eine körperliche bzw. organtypische Untersuchung durch Abtasten, Röntgen oder Ultraschall. Bei Verdacht auf chronisch-entzündliche Darmerkrankungen erfolgt eine Stuhluntersuchung auf Calprotectin ▸ **siehe Seite 32**, Alpha-1-Antitrypsin ▸ **siehe Seite 29** und eventuell Lysozym ▸ **siehe Seite 32** oder Beta-Defensine ▸ **siehe Seite 31**. In jedem Fall ist eine Untersuchung auf Pilze und eine Bestimmung der wichtigsten Keime im Stuhl von Bedeutung.

Therapie

Bei Entzündungen hilft eine antientzündliche Therapie mit dem Heilplan 5 ▸ **siehe Seite 64**, bei Darmpilzen wenden Sie den Heilplan 2 ▸ **siehe Seite 63** an.

Blähungen und Winde

Druckgefühle im Ober- und Unterbauch sowie Winde sind unangenehm und zeigen an, dass im Darm Gärungs- und Fäulnisprozesse ablaufen. Entweichen die Gase nach oben, spricht man von Blähungen, bei den meist

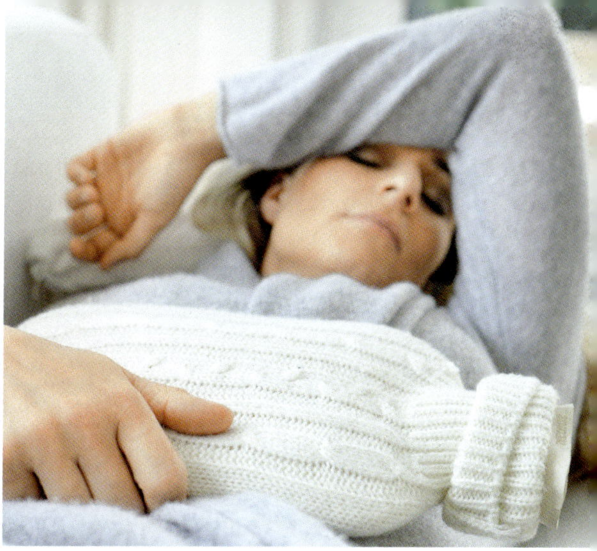

Bauchschmerzen zum Beispiel wegen starker Blähungen lassen sich mit Wärme lindern.

unangenehm riechenden Winden finden die Gase ihren Weg nach unten.

Ursachen

Störungen in der Zusammensetzung der Darmflora, Eiweißfäulnisprozesse (nach üppigen abendlichen Mahlzeiten), Kohlenhydrat-Gärprozesse, Darmparasiten (Pilze) und Nahrungsmittelunverträglichkeiten können zu Blähungen und Winden führen. Auch Funktionsstörungen der Bauchspeicheldrüse, wodurch zu wenig Bauchspeichel mit den verdauungsfördernden Enzymen Amylase, Protease und Lipase gebildet wird, können eine Ursache sein.

Diagnostik

Bessern sich die Beschwerden nicht, wenn Sie langsam essen und gründlich kauen sowie möglichst keine üppigen Mahlzeiten am Abend zu sich nehmen, dann empfehle ich Ihnen, beim Arzt oder Heilpraktiker eine Stuhlanalyse machen zu lassen auf Pilze, Bakterien, Entzündungsmarker und Leaky-Gut-Parameter ▸ siehe Seite 29, eventuell auch eine Blutuntersuchung auf Nahrungsmittelunverträglichkeiten. Diese Untersuchungen ergeben Hinweise auf Fehlbesiedlungen der Darmflora oder Störungen der Bauchspeicheldrüse (Pankreas-Elastase).

Therapie

Bei Blähungen und Winden hilft Heilplan 1 ▸ siehe Seite 62.

Zu viele Kohlenhydrate im Essen können zu Gärprozessen und Blähungen im Darm führen.

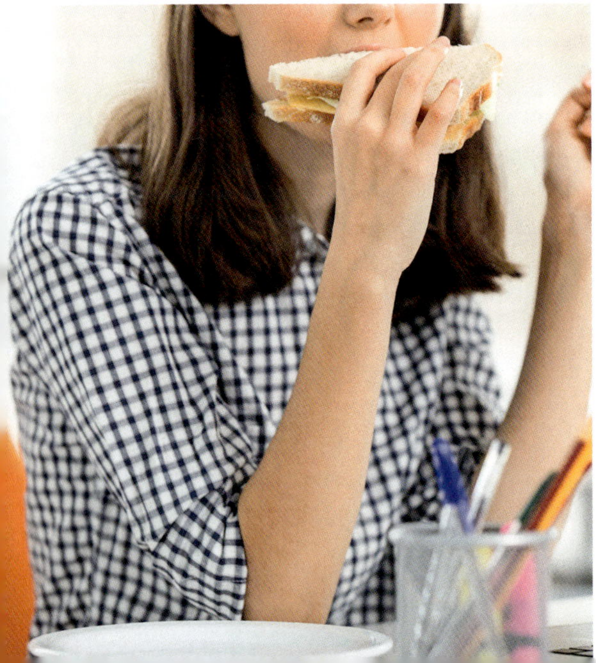

Haben die Tests erbracht, dass die Bauchspeicheldrüse keine Enzyme mehr bildet, dann müssen Sie zu den Hauptmahlzeiten Enzyme einnehmen, zum Beispiel Nortase® (enthält alle drei Verdauungsenzyme).

ZUSÄTZLICH HILFT

Bei leichten Verdauungsstörungen hilft eines der folgenden Mittel:

- Bitterstoffe: Pro Intest®; Abdomilon N Sirup® oder Wermuttee (Zubereitung des Tees ▸ siehe Seite 88)
- Immun Pro®
- Carminativum Hevert® und Basilicum Rupha® Tropfen

Ergänzend zu einem dieser Mittel können Sie Ozovit MP® einnehmen.

Colitis ulcerosa, Morbus Crohn

Diese beiden entzündlichen Darmerkrankungen gehören zu den Autoimmunerkrankungen ▸ siehe Info Seite 100. Bei Colitis ulcerosa ist vor allem der letzte Darmabschnitt betroffen, von dort kann sich die Entzündung auf den ganzen Dickdarm ausbreiten. Symptome sind häufige, oft blutige Durchfälle und Schmerzen im unteren Bauchbereich. Morbus Crohn betrifft vor allem den unteren Dünndarm, beginnt schleichend und äußert sich in Durchfall, Bauchkrämpfen und Übelkeit. Beide Erkrankungen treten schubweise auf.

INFO

ERFOLGREICHE STUHLTRANSPLANTATION BEI ENTZÜNDUNGEN

Neue Therapieansätze beschäftigen sich bei entzündlichen Darmerkrankungen mit der sogenannten Fäkaltransplantation. Dabei wird aus dem Stuhl von Verwandten oder Bekannten eine Aufschwemmung mit Wasser hergestellt und diese als Einlauf in den Darm des Erkrankten gebracht. In Bremen bekämpft ein Team um Prof. Dr. Johann Ockenga am Klinikum Links der Weser Bakterien wie Clostridien so auf natürliche Weise. Dazu sagt Prof. Ockenga: »Die Heilungschancen mit der Stuhltransplantation sind sehr hoch. Bis zu 90 oder mehr Prozent der Patienten, die im Vorfeld durch Antibiotika nicht behandelt oder nicht geheilt werden konnten, sprechen auf eine Stuhltransplantation an. Und nur ein geringer Teil von denen braucht manchmal noch eine zweite Transplantation, um einen langfristigen Heilungserfolg zu sichern.«
Wirkprinzip ist: Die »guten« Bakterien besetzen freie Stellen und vermehren sich innerhalb kürzester Zeit. Auf diese Weise verdrängen sie die krank machenden Clostridien.
Die Stuhltransplantation ist allerdings nicht neu. Schon vor über 100 Jahren übertrug Alfred Nißle ▸ **siehe Seite 44** mit Erfolg Stuhl von Gesunden auf Kranke!

Ursachen

Häufige Ursachen sind eine gestörte Darmflora sowie psychische oder psychosomatische Gründe, etwa Ärgerkonflikte.
Nach Sonnenborn et al. sind an der Entstehung beider Erkrankungen pathogene Darmkeime beteiligt, wie enterohämorrhagische *Escherichia coli* (EHEC), Salmonellen, Tuberkulose-Bakterien, Chlamydien, Yersinien, Proteus, *Clostridium difficile* sowie die Hefepilze *Candida albicans* und Saccharomyces-Arten. Außerdem stellten die Wissenschaftler fest, dass die entzündlichen Veränderungen bei beiden Erkrankungen oft dort auftreten, wo besonders hohe Bakterienkonzentrationen vorkommen, bei Colitis ulcerosa vor allem im Dickdarm, bei Morbus Crohn am Ende des Dünndarms.
Dagegen sind nach Sonnenborn und Droop die physiologisch wichtigen Darmmikroben wie zum Beispiel *Escherichia coli* und *Lactobacillus acidophilus* bei Colitis ulcerosa oft vermindert. L. R. Lopetuso, F. Scaldaferri et al. an der Gemelli-Klinik in Rom kamen im Jahr 2015 zu dem gleichen Schluss wie J. R. Rapin et al. im Jahr 2010, dass bei Mor-

bus-Crohn-Patienten die Durchlässigkeit der Darmschleimhaut häufig gestört war.

Diagnostik

Bestimmung der Entzündungswerte im Blut (zum Beispiel CRP); Ultraschall und Röntgen oder Computertomografie (CT) sowie eine Darmspiegelung oder gegebenenfalls eine Biopsie (Gewebeentnahme). In jedem Fall empfehle ich einen IgG-Test ▸ **siehe Seite 33**, denn Unverträglichkeiten können ebenso eine Ursache für diese beiden entzündlichen Darmerkrankungen sein.

INFO

BAKTERIEN HEMMEN DIE AUFNAHME VON BUTTERSÄURE

Im Darm von Colitis-ulcerosa-Patienten fanden Sonnenborn, Schulze et al. vermehrt Bakterien der Art *Desulfovibrio desulfuricans* (= Sulfat reduzierende Bakterien). Sie produzieren große Mengen des hochtoxischen Schwefelwasserstoffs, der die Aufnahme und den Stoffwechsel von Buttersäure ▸ **siehe Seite 47** hemmt. Dadurch wird die Energieversorgung der Dickdarmschleimhaut empfindlich gestört und es entstehen Schäden in der Darmwand mit dem klinischen Bild der Colitis ulcerosa.

Die schulmedizinische Therapie begleitend

Bei akuten Entzündungsschüben wird schulmedizinisch mit Prednisolon (synthetisches Cortison) und Mesalazin (entzündungshemmender Arzneistoff) behandelt. Der *Escherichia-coli*-Keim, Stamm Nissle, (Mutaflor® ▸ **siehe Seite 44**) kann zeitgleich eingesetzt werden.

In der Langzeitbehandlung wurde in Studien bestätigt, dass bei Mutaflor® im Vergleich zu Mesalazin eine Erhaltungstherapie von 200 mg pro Tag ausreichend ist. Im Lauf eines Jahres zeigte sich, dass unter Mesalazin-Therapie stehende Patienten geringfügig häufiger ein Rezidiv bekamen als unter ausschließlicher Mutaflor-Therapie! Bedenkt man, dass es sich bei der Mutaflor-Therapie um eine den Darm stärkende Therapie handelt, kann nach Ansicht von Sonnenborn und Schulze bedenkenlos auf Mesalazin verzichtet werden.

Naturheilkundliche Therapie

Liegt ein Leaky-Gut-Syndrom ▸ **siehe Seite 107** vor, ist bei Darmentzündungen neben Mutaflor® auch der Einsatz von Herbacetum® ▸ **siehe Seite 49** von größter Wichtigkeit, um die Hauptkeime für die Buttersäure-Produktion, *Faecalibacterium prausnitzii* und *Akkermansia muciniphila*, zu stimulieren (Heilplan 5 ▸ **siehe Seite 64**).

Liegt ein Leaky-Gut-Syndrom vor, hilft der Heilplan 7 ▸ **siehe Seite 66**.

Bei Entzündungen habe ich die besten Erfahrungen gemacht mit Kaffeekohle (Carbo Königsfeld® ▸ siehe Seite 55). Sie hemmt die Entzündung und nimmt die Toxine auf.

ZUSÄTZLICH HILFT

- Die spagyrische Eigenblut- und Eigenurintherapie ▸ siehe Adressen Seite 123 hilft bei chronisch-entzündlichen und allergischen Erkrankungen.
- Zur Stärkung der Abwehr: Immun Pro® oder Beta-d-Immun®

Beide Maßnahmen lassen sich kombinieren.

Darmpilze

Darmpilze oder Darmmykosen können viele andere Beschwerden im Körper auslösen, zum Beispiel Allergien und Nahrungsmittelunverträglichkeiten, Gelenkbeschwerden und das Leaky-Gut-Syndrom. Manche Schulmediziner meinen zwar, Pilze im Darm des Menschen seien normal und man müsse deshalb nichts machen. Dem widerspricht die verstorbene Pilz-Koryphäe Prof. Hans Rieth: »Pilze haben in einem gesunden Organismus nichts zu suchen. Und selbst wenn jeder Mensch heute von Pilzen befallen sein sollte, ist es doch eine pathologische Störung, die beseitigt werden muss.« Mehr zu Pilzen lesen Sie ab Seite 24.

Pilze wie Hefe- oder Schimmelpilze (am meisten verbreitet ist der Hefepilz *Candida albicans*) kommen zwar fast überall vor.

INFO

FUSELALKOHOLE IM DARM

Im Darm ist nicht der Pilz an sich das Schlimmste, sondern die Fuselalkohole, die durch den Stoffwechsel der Hefepilze entstehen, wenn sie Kohlenhydrate, vor allem Zucker, verstoffwechseln. Fuselalkohole sind das giftige Endprodukt dieses Prozesses, sie belasten Leber und Nerven stark.

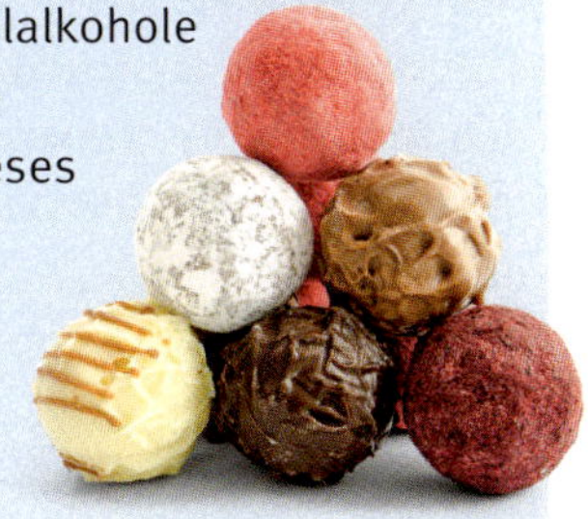

Doch im Darm sind sie fehl am Platz. Sie verursachen zum Beispiel Blähungen, Verstopfung, Durchfall, Reizdarm, Erbrechen, Übelkeit, Depressionen, Infektanfälligkeit, Müdigkeit, Hautausschläge, Kopfschmerzen und Heißhunger auf Süßes. Nur selten zeigt ein Mensch, der einen Pilz in sich trägt, keine Beschwerden.

Ursachen

Pilzinfektionen entstehen oft nach einer Antibiotika-Therapie. Durch die Medikamente werden nicht nur die krank machenden Keime abgetötet, sondern auch die guten Bakterien der Darmflora. Dadurch können sich die Pilze konkurrenzlos vermehren.

TIPPS GEGEN DARMPILZE

Befolgen Sie die Maßnahmen bei der Behandlung und noch zwei bis drei Wochen danach. Sie können sie parallel oder nacheinander durchführen.

DIE PILZE BEKÄMPFEN

- Verzehren Sie täglich 3 bis 6 Esslöffel natives Bio-Kokosöl (Kokosfett).
- Trinken Sie während der Kur 1 bis 2 Tassen Wermuttee pro Tag. Dazu übergießen Sie 1 Teelöffel Wermutkraut (Apotheke) mit einer Tasse heißem Wasser. Lassen Sie den Tee nur 1 bis 2 Minuten ziehen, sonst wird er zu bitter.

GUTE LAKTOBAZILLEN VERMEHREN

- Trinken Sie 3-mal täglich 100 ml Kanne® Brottrunk nach Packungsanweisung.
- Oder essen Sie täglich 3 Esslöffel rohes Sauerkraut; dadurch werden zusätzlich noch Stuhlreste und Pilznester entfernt.

Laktulose fördert die Vermehrung der Laktobazillen und der Bifidobakterien. Nehmen Sie täglich 5 ml Bifiteral Sirup® pur ein. Steigern Sie die Dosis langsam auf 20 ml.

AUSSCHEIDEN VON PILZTOXINEN

- Essen Sie vermehrt ballaststoffreiche Gemüse und Salate.
- Nehmen Sie Okoubaka D4 (DHU), 3-mal täglich 5 Tropfen, ein.

ZUSÄTZLICH HILFT

- Wechseln Sie zu Beginn der Kur und alle vier Wochen die Zahnbürste, da sich dort Pilzsporen festsetzen.
- Wenn Sie während der Behandlung aufgrund der freigesetzten Pilztoxine unter Kreislaufproblemen leiden (Herxheimer-Reaktion), nehmen Sie 5 bis 10 Tropfen Korodin® auf etwas Brot ein.

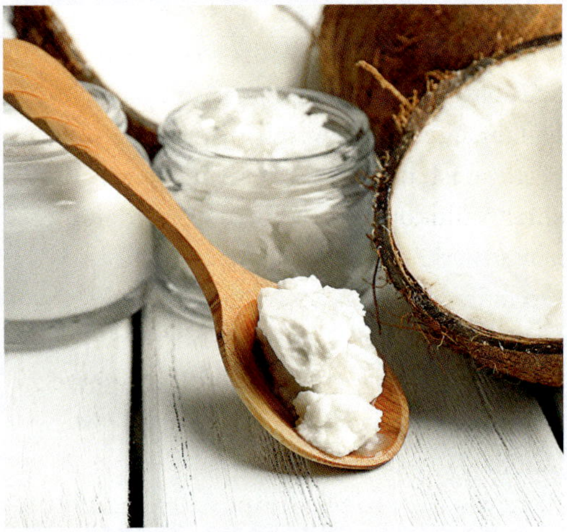

Essen Sie regelmäßig Kokosöl. Es enthält Laurinsäure, die Pilze abtötet.

Die Pilze nehmen die freien Plätze der natürlichen Darmflora ein. Ernährt sich der Betroffene noch kohlenhydratreich, ist ihr Überleben gesichert. Pilze können auch von anderen Körperstellen auf den Darm übertragen werden, etwa durch Küssen, Geschlechtsverkehr, kontaminierte Getränke und Lebensmittel. Eine häufige Infektionsquelle sind Türgriffe und öffentliche Toiletten – viele Menschen waschen sich die Hände nach dem Toilettengang nicht!

Diagnostik

Bei Verdacht auf Pilze lasse ich den Stuhl in einem speziellen Labor ▸ **siehe Adressen Seite 123** untersuchen.

Therapie

Wichtig sind eine Pilz-Therapie (Heilplan 2 ▸ **siehe Seite 63**) und die Anti-Pilz-Diät ▸ **siehe Seite 73**. Vertragen Sie Nystatin ▸ **siehe Info Seite 26** nicht, empfehle ich in jedem Fall die alternative Methode ▸ **siehe Seite 63**. Wichtig ist, nach erfolgter Therapie mittels einer Stuhlkontrolle zu prüfen, ob die Pilznester wirklich ausgeräumt wurden.
Nach der Pilz-Therapie gilt es, die Pilztoxine auszuscheiden. Hier haben sich zum Beispiel Flavonoide (etwa Quercetin ▸ **siehe Seite 56**), Homöopathika ▸ **siehe Info Seite 57** und Auto-Nosoden ▸ **siehe Seite 52** bewährt: Allergolact®, Pro Sirtusan®, Pro Dialvit®, Pro Dialvit Kids®, Pro Sanatox®; Okoubaka Similiaplex®; Okoubaka D4 (DHU). Die ausleitende Therapie sollte nach der Abtötungsphase des Pilzes beginnen.

ZUSÄTZLICH HILFT

Eine Darmlavage ▸ **siehe Seite 119** zu Beginn der Pilz-Therapie erleichtert die Therapie. Durch die Reinigung des Darms werden alte Stuhlreste, abgestorbene Bakterien sowie Schleimhautreste entfernt.

Diabetes mellitus

Unter Diabetes mellitus (Zuckerkrankheit) versteht man eine Störung des Zuckerhaushalts. In Deutschland sind etwa acht Millionen Menschen betroffen, schätzungsweise noch einmal so viele leiden daran, ohne es zu wissen – mit steigender Tendenz. Man unterscheidet zwei Typen:
Typ-1-Diabetes, früher auch Jugend-Diabetes genannt, ist eine Autoimmunerkrankung ▸ **siehe Info Seite 100**, bei der der Körper die Insulin produzierenden Zellen in der Bauchspeicheldrüse zerstört. Symptome sind großer Durst, der durch reichliche Trinkmengen gestillt wird und zu entsprechend großem Harndrang führt, Appetitlosigkeit, Schlappheit und oft auch Magen-Darm-Beschwerden.
Typ-2-Diabetes ist eine Stoffwechselkrankheit, die im Anfangsstadium keinerlei Symptome zeigt. Im fortgeschrittenen Stadium sind die Betroffenen müde, haben großen Durst und eine trockene Haut.

Ursachen

Ein häufiger Grund für Diabetes Typ 2 sind Übergewicht und metabolisches Syndrom (eine Kombination aus gestörtem Kohlenhydratstoffwechsel, Bluthochdruck, Erhöhung der Blutfette und stammbetonter Fettsucht). Essen wir zu viel, zu kalorienreich, zu fett- und kohlenhydratreich, muss die Bauchspeicheldrüse sehr viel Insulin bereitstellen ▸ **siehe Info unten**, mit der Zeit kann sie nicht mehr genügend oder gar kein Insulin mehr produzieren. Dadurch kann der Zucker nicht verstoffwechselt werden, bleibt weiterhin im Blut und schädigt andere Organe, zum Beispiel Blutgefäße und in der Folge die Augen, Nieren oder das Herz, sowie Nerven. Dann kommt es zu weiteren Erkrankungen wie Polyneuropathie (Nervenschmerzen).

INFO

DIE ROLLE VON INSULIN

Die Kohlenhydrate, also Nudeln, Brot, Reis oder Obst, die wir mit der Nahrung aufgenommen haben, werden im Darm zu Glukose (Zucker) aufgespalten und gelangen dann ins Blut. Die Bauchspeicheldrüse produziert das Hormon Insulin, das dem Körper hilft, den Zucker aus dem Blut in die Zellen zu schleusen. Dort wird er zur Energiegewinnung benötigt.

Auch Übergewicht als Folge von Dauerstress kann zum metabolischen Syndrom und zu Diabetes Typ 2 führen, denn in der Folge steigt der Cortisolspiegel an. Erhöhte Cortisolspiegel sind häufig mit Insulinresistenz verknüpft. Das bedeutet, dass der Körper auf Insulin nicht mehr oder vermindert reagiert. Auch Schlafmangel fördert Übergewicht und die Entstehung von Diabetes Typ 2 – die Insulinresistenz tritt gehäuft bei Menschen mit Schlafmangel auf.

Die Zusammensetzung der Darm-Mikrobiota kann die Entwicklung von Fettleibigkeit ▸ **siehe Seite 93** und anderen Stoffwechselkrankheiten wie Typ-2-Diabetes und das metabolische Syndrom durch mehrere Mechanismen stimulieren:

- Erhöhung der Durchlässigkeit der Darmschleimhaut mit anschließenden stoffwechselbedingten Entzündungen
- Fettleibigkeit durch steigende Energiezufuhr aus der Ernährung ▸ **siehe Seite 94**
- Beeinträchtigung der Synthese von kurzkettigen Fettsäuren ▸ **siehe Seite 48**

Im Jahr 2012 wurde in der Zeitschrift »Nature« ein Zusammenhang hergestellt zwischen der Entstehung von Diabetes und einer gestörten Darm-Mikrobiota. Anlässlich des Kongresses »Der Mensch und sein individuelles Mikrobiom« (Heidelberg, 09 / 2015) betonte Prof. Dr. Stephan Bischoff, dass heute mit dem Leaky-Gut-Syndrom nicht nur Darmerkrankungen in Verbindung gebracht werden, sondern auch Erkrankungen, die nicht mit dem Darm zusammenhängen, wie Arthritis, chronische Entzündungen sowie Stoffwechselstörungen wie Diabetes und metabolisches Syndrom. Auch beim Typ-1-Diabetes beschrieben Forscher der University of Maryland, School of Medicine, Baltimore, im Jahr 2009, dass neben genetischen und umweltbedingten Faktoren bei der Entstehung von Diabetes Typ 1 und Zöliakie auch ein Leaky-Gut-Syndrom eine wichtige Rolle spielt. Die Beweislage verdichtet sich immer mehr, dass der erhöhten Durchlässigkeit der Darmschleimhaut bei der Entwicklung vieler Autoimmunerkrankungen eine Schlüsselrolle zukommt. Ein Jahr zuvor, 2008, zeigten finnische Wissenschaftler, dass schon Kinder mit Diabetes Typ 1 eine erhöhte Durchlässigkeit des Darms aufweisen.

Diagnostik

- Bestimmung des Nüchternblutzuckers (Blutzuckerwert nach acht bis zehn Stunden ohne Nahrungszufuhr) und Langzeitzuckerwertes HbA_{1c}
- Untersuchung des Stuhls auf Firmicuten
- Bestimmung der bakteriellen Flora
- IgG-Test

Ich empfehle eine Hormonspeichelanalyse auf Cortisol ▸ **siehe Adressen Seite 123**.

Therapie

Je nach Stuhlbefund eine Pilz- oder Darmfloratherapie (Heilplan 2 und 4 ▸ **siehe Seite 63 und 64**), bei Vorliegen eines Leaky-Gut-Syndroms, vor allem bei Diabetes Typ 1: Heilplan 7 ▸ **siehe Seite 66**.

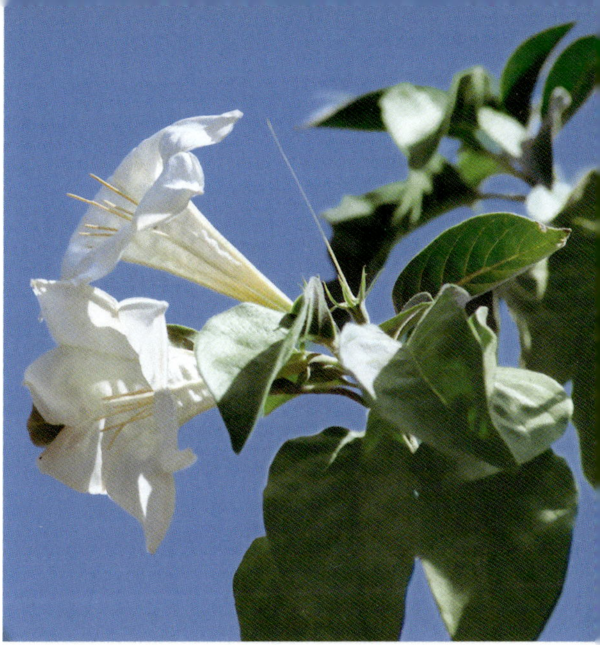

Die Rinde von *Hintonia latiflora* senkt den Blutzucker und unterstützt die Diabetes-Therapie.

ZUSÄTZLICH HILFT

Aus naturheilkundlicher Sicht sind Zimt-Präparate sowie Nahrungsergänzungsmittel, die Chrom und Zink enthalten, wichtig für die Bauchspeicheldrüse, zum Beispiel Vitabetics® (Syxyl), 2-mal 1 Kapsel.
Die Rinde von *Hintonia latiflora* wirkt blutzuckersenkend und ist hilfreich bei Diabetes Typ 2, etwa Sucontral-Tropfen® (Harras Pharma).
Empfehlenswert ist die Insulin-Trennkost-Diät nach Dr. Pape ▸ **siehe Bücher Seite 122**.

INFO

MEDIKAMENTE VERURSACHEN DURCHFALL UND VERSTOPFUNG

Verschiedene Medikamente können Magen-Darm-Beschwerden auslösen und eine Darmerkrankung oder eine Darmstörung vortäuschen.

- So können **Durchfälle** die Folge sein von Lipidsenkern (bewirken eine Senkung der Blutfette) sowie von Psychopharmaka und Kalziumantagonisten (etwa bei Bluthochdruck).
- »**Stopfend**« können Antidepressiva, Schmerzmittel und Bluthochdruckmittel wirken.

Durchfall

Von Durchfall spricht man, wenn mehr als drei nicht geformte, wässrige Stühle pro Tag entleert werden. Mit einem Durchfall können weitere Beschwerden einhergehen wie Übelkeit, Erbrechen oder Schlappheit. Dauert der Durchfall länger als zwei Wochen, spricht man von chronischem Durchfall. Eine akute Form liegt vor, wenn der Durchfall innerhalb von 14 Tagen verschwindet.

Ursachen

Durchfall kann die Folge sein von unverträglichen oder verdorbenen Lebensmitteln, einer Nahrungsmittelallergie oder -unverträglichkeit, etwa einer Laktose-Intoleranz ▸ **siehe Seite 113**, von bakteriellen oder viralen Infekten. Aber auch entzündliche Darmerkrankungen, das Leaky-Gut-Syndrom ▸ **siehe Seite 107**, Darmpilze, psychische Störungen oder Stress wie Prüfungsangst können Durchfall auslösen.

Diagnostik

- Untersuchung des Stuhls auf pathogene Keime ▸ **siehe Seite 29 f.**
- Blutuntersuchung auf Nahrungsmittelallergien und -unverträglichkeiten
- Untersuchung auf Entzündungen ▸ **siehe Seite 31**

Therapie

Bei einem Durchfall, der durch Keime verursacht wurde, helfen Hefetabletten, zum Beispiel Yomogi® (Ardeypharm) oder Perenterol forte® (Medice); Kohle-Tabletten oder Kaffeekohle, etwa Carbo Königsfeld®; Apfelpektine, etwa in Diarrhoesan® (Loges). Hat die Stuhluntersuchung pathogene Keime erbracht, muss die Darmflora saniert werden (Heilplan 4 ▸ **siehe Seite 64**). Liegt eine Allergie oder Unverträglichkeit auf bestimmte Nahrungsmittel vor, lassen Sie diese für die angegebene Zeit weg.

ZUSÄTZLICH HILFT

Treten mehr als fünf bis acht Durchfälle pro Tag auf, ist es wichtig, dass Sie ausreichend trinken und Elektrolyte aufnehmen, zum Beispiel Elotrans Pulver® (Apotheke).

Fettleibigkeit

Unter Gewichtsproblemen wie Fettleibigkeit (Adipositas) und Übergewicht leiden heutzutage leider nicht nur Erwachsene, sondern vermehrt auch Kinder! Dabei sind nicht immer übermäßiges Essen oder Mangel an körperlicher Bewegung die Ursache für eine Gewichtszunahme, auch eine ungünstige Zusammensetzung der Bakterien im Darm ▸ **siehe Ursachen** sowie ein gestörter Hormonhaushalt ▸ **siehe Bücher Seite 122** können zu Fettleibigkeit führen. Allerdings ist die Darmflora zum Teil davon abhängig, wie wir uns ernähren. Leider werden übergewichtigen Menschen meist Abnehm-Diäten verordnet. Nur selten wird die Darmflora untersucht, um eine eventuelle fehlerhafte Darmbesiedlung (Dysbiose) festzustellen. Eine Störung der Mikrobiota führt nach neuesten Erkenntnissen zu Gewichtszunahme, obwohl man nicht mehr Nahrung zu sich nimmt. Und wie Sie auf den vorherigen Seiten bereits erfahren haben, ist die Darmflora eng verknüpft mit dem Leaky-Gut-Syndrom. Dessen Ursache wiederum kann eine Nahrungsmittelunverträglichkeit sein – diese führt ebenfalls zu Übergewicht. Oft ist es schwierig festzustellen, welche Störung zuerst vorlag: die gestörte Mikrobiota durch einseitige Nahrung und Antibiotika, der undichte Darm oder die Unverträglichkeit. Unsere heutige Nahrung ist oft durch Nahrungsmittelzusätze belastet, chemisch verändert oder behandelt. Zahlreiche Hilfs- und Zusatzstoffe, in der Zutatenliste der Lebensmittel oft als E-Nummern deklariert, können schon allein zu Unverträglichkeits- oder allergischen Reaktionen führen oder wirken belastend ▸ **siehe Info Seite 95.**

Neben zu viel Essen können falsche Keime in der Darmflora Ursache für Übergewicht sein.

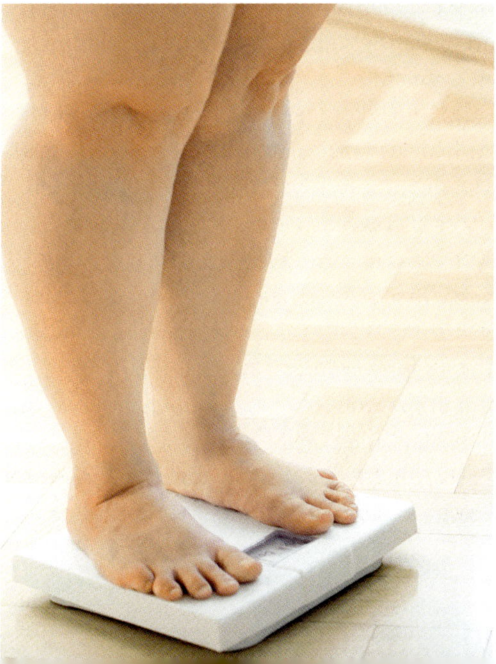

Ursachen

Im Jahr 2006 haben amerikanische Forscher festgestellt, dass die Darmflora Übergewichtiger anders zusammengesetzt ist als die Darmflora von Schlanken. Ein großer Teil der Darmflora lässt sich zwei Bakteriengruppen zuordnen, den Firmicuten und den Bacterioideten. Firmicuten können zur Gewichtszunahme beitragen. Das haben nach Dr. Hauss und C. Pies amerikanische Forscher festgestellt, die Mäuse mit einer Darmfloramischung aus vorwiegend diesen Bakterien gefüttert hatten. Die Tiere nahmen massiv zu, nach zwei Wochen sahen ehemals schlanke Mäuse wie dicke Hamster aus. Was war geschehen? Die Firmicuten-Bakterien können komplexe Kohlenhydrate verdauen. Sie stimulieren Enzyme, die die Bildung kurzkettiger Fettsäuren ▸ siehe Seite 48 und Zucker aus Lebensmitteln deutlich erhöhen. Daraus wird Fett aufgebaut. Das bedeutet, dass Ballaststoffe bei einer ungünstigen Darmflora zur Fettbombe werden und Lebensmittel, die gerade für eine gute Verdauung entwickelt wurden und zahlreiche Ballaststoffe enthalten, plötzlich dick machen. Nehmen Sie also trotz aller Anstrengungen nicht ab, sollten Sie das Verhältnis von *Bacterioidetes* zu *Firmicutes* bestimmen lassen. Gut ist, wenn es über 2:1 liegt. Ist das Verhältnis geringer, bedeutet das, dass die Darmflora einen erheblichen Anteil daran hat, dass Sie dick anstatt schlank werden, da die Nahrung verstärkt ausgenutzt wird.

Nach einem Bericht im Ärzteblatt vom 14. Mai 2013 stellten Wissenschaftler, die sich mit dem Bakterium *Akkermansia muciniphila* ▸ siehe Seite 44 beschäftigten, fest, dass eine fettreiche Ernährung die Population dieser Bakterienart verringert, wodurch sich auch die schützende Schleimschicht verkleinert. Dies ermöglicht die verstärkte Aufnahme von bakteriellen Schadstoffen, wozu die Lipopolysaccharide (LPS) zählen. Diese können das Entstehen von Diabetes begünstigen. Eine Wiederherstellung der Schleimschicht zeigte im Tierversuch, dass der Nüchternblutzuckerspiegel sank.

Leider gibt es derzeit noch keine Präparate mit dem Keim *Akkermansia muciniphila* für den Menschen. Allerdings kann ein anderes Bakterium, *Lactobacillus gasseri*, zur Gewichtsabnahme beitragen und helfen, das

INFO

FETTLEIBIGKEIT DURCH ÖDEME

Für Prof. Dr. Gustav Jirikowski sind Gewichtsprobleme nicht immer nur die Folge einer Essstörung, sondern er sieht Nahrungsmittelunverträglichkeiten als deren Ursache an. Die im Blut zirkulierenden Antigen-Antikörper-Komplexe werden im Fettgewebe eingelagert. Dadurch entstehen Ödeme (Hautschwellungen). Deshalb bringt in diesem Fall eine Fastenkur auch langfristig keinen Erfolg. Erst wenn die Unverträglichkeiten erkannt und therapeutisch beachtet werden, führt eine Abnehm-Diät zum Erfolg.

INFO

E-NUMMERN BELASTEN DEN DARM

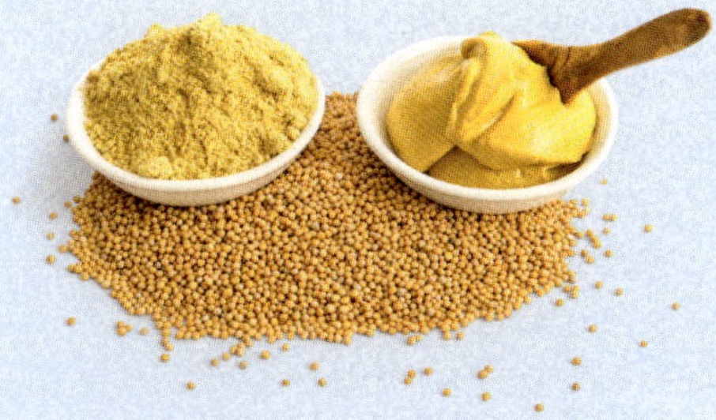

Nahrungsmitteln werden Stoffe zugesetzt, um sie haltbarer oder farblich ansprechender zu machen oder um ihre Konsistenz zu beeinflussen. Alle von der EU zugelassenen Zusatzstoffe tragen eine E-Nummer. Die Stoffe sind in Gruppen eingeteilt. So sind alle E100-Nummern Farbstoffe ▸ **siehe Bücher Seite 122.** Verschiedene Zusatzstoffe in Nahrungsmitteln sind für den Darm problematisch. Von den Kritikern werden die Azo-Farbstoffe als bedenklich angesehen, und davon vorwiegend das gelb färbende Tartrazin (E102), da es unter anderem auf den Magen-Darm-Trakt belastend wirken kann. Nachdem es früher bei uns verboten war, darf es seit einigen Jahren wieder in Süßspeisen, Senf, Mayonnaise, Suppen, Salatsoßen und Snacks verwendet werden. Seit 2010 müssen Lebensmittel mit E102 in Deutschland den Warnhinweis tragen, dass dieser Farbstoff bei Kindern zu Störungen der Aktivität und Aufmerksamkeit führen kann.

Gesamtcholesterin zu senken. Untersuchungen über zwölf Wochen ergaben, dass sich nach Einnahme von *Lactobacillus gasseri* (zum Beispiel in Omniflora®) sowohl der Körpermasseindex (BMI) als auch Taillenumfang, Hüftumfang und das Bauchfett verringerten (zitiert aus Pharmazeutische Zeitung, 08 / 2014).

Weitere Gründe für einen gestörten Fettstoffwechsel:

- Depressionen, denn sie machen aufgrund eines vorliegenden Mangels an Tryptophan anfälliger für eine Gewichtszunahme. Diese essenzielle Aminosäure wirkt stimmungsaufhellend, beruhigend und gewichtsreduzierend.
- Stress und Schlafmangel durch einen gestörten Hormonstoffwechsel
- Unterfunktion der Schilddrüse
- Nahrungsmittelunverträglichkeiten

Diagnostik

- Stuhluntersuchung auf *Bacterioidetes* und *Firmicutes*, um das Verhältnis zwischen beiden Keimen zu ermitteln ▸ **siehe Adressen Seite 123.**

- Hormon-Speichelanalyse ▸ **siehe Adressen Seite 123**, vor allem die Bestimmung von Cortisol (bei Stress, Schlafstörungen) sowie von DHEA und Testosteron
- Bestimmung der Schilddrüsenwerte Freies T3 und Freies T4 im Blut, um eine Funktionsstörung der Schilddrüse aufzudecken

Therapie

Am wichtigsten ist es, die Darmflora durch gesunde und wichtige Bakterien zu stimulieren, um die *Firmicutes*-Keime zu reduzieren, sofern sie dominant sind. Dr. Hauss und C. Pies empfehlen dazu folgendes Vorgehen: 2-mal 1 Kapsel Mutaflor®; 2-mal 2 Kapseln ProBio-Cult laktosefrei®; außerdem von der Nosode Homeda Firmeda® C30 1-mal 5 Globuli und von Rephalysin® 2-mal 2 Tabletten – jeweils täglich.

Ich rate zusätzlich zu einem IgG-Test, um belastende Lebensmittel aufzudecken. Empfehlenswert ist die tägliche Gabe von Fischöl-Kapseln (z. B. Pro Omega Plus® (Tisso) oder Omegan 600® (Intercell Pharma). Um die Bioverfügbarkeit der Omega-3-Fettsäuren zu verbessern, empfehlen Dr. Hauss / C. Pies, parallel 1 Teelöffel Hanföl zu essen, am besten zum Frühstück.

Liegt ein Leaky-Gut-Syndrom vor, hilft der Heilplan 7 ▸ **siehe Seite 66**.

INFO

WISSENSCHAFTLER ENTDECKEN DREI DARMTYPEN

Heidelberger Forscher haben über Jahre hinweg Daten von Stuhluntersuchungen von Menschen aus der ganzen Welt ausgewertet und festgestellt, dass es ähnlich den drei Blutgruppen A, B und 0 auch drei Darmtypen gibt. Sie kommen weltweit vor, obwohl in anderen Kulturkreisen andere Nahrungsmittel konsumiert werden als zum Beispiel in Mitteleuropa. So überwiegen in Japan Algenfasern und Fischnahrungsmittel, in Mitteleuropa Kohlenhydrate. Die dominierenden Bakteriengruppen, nach denen die Darmtypen benannt wurden, heißen *Bacteroides*, *Prevotella* und *Ruminococcus*. Sie können mit einer Anfälligkeit für bestimmte Erkrankungen korrelieren, zum Beispiel Diabetes, Reizdarm, Morbus Crohn oder Darmkrebs. Die Forschung dazu steht noch am Anfang, doch man weiß zumindest, dass bei Rheumatikern vermehrt *Prevotella*-Keime vorkommen und dass bei Adipositas und Autismus die *Bacteroides*-Keime und bei Morbus Crohn die *Ruminococcus*-Keime verringert sind.

Je nach Befund sollten fehlende Hormone durch bioidentische Hormone ▸ siehe Bücher Seite 122 ersetzt und unverträgliche Nahrungsmittel gemieden werden.

ZUSÄTZLICH HILFT

Empfehlenswert ist die Insulin-Trennkost-Diät von Dr. Pape ▸ siehe Bücher Seite 122.

Gelenk- und Muskelbeschwerden, Rheuma

Zu den Beschwerden gehören in erster Linie die Arthritis (Gelenkentzündung) und die Arthrose (Gelenkverschleiß). Bei Letzterer steht der Belastungs- und Anlaufschmerz im Vordergrund, die Arthritis ist durch Röte, Schwellung, Wärme und Schmerz gekennzeichnet. »Rheuma« ist eine veraltete und ungenaue Bezeichnung für Beschwerden an Muskeln, Knochen und Gelenken mit fließenden, reißenden, ziehenden Schmerzen.
Zu den rheumatischen Beschwerden zählen entzündliche Gelenk-, Muskel-, Sehnen- und Wirbelsäulenerkrankungen wie die rheumatoide Arthritis oder die Polyarthritis (Beschwerden an mehreren Gelenken).
Gelenkbeschwerden wie Schmerzen und Schwellungen deuten auf Entzündungen oder Gelenkverschleiß (Sprödewerden der Knorpelschicht) hin. Oft treten Arthritis und Arthrose gleichzeitig auf. Sie können alle Gelenke betreffen – zum Beispiel Finger-, Knie- oder Hüftgelenke. Die Arthritis zählt zu den häufigsten Erkrankungen des Muskel-Skelett-Systems.

Ursachen

Auf den ersten Blick haben Gelenkbeschwerden oder Rheuma nichts mit dem Darm zu tun. Dem ist aber nicht so. In der Naturheilkunde hat man schon immer Gelenk- und Muskelbeschwerden mit dem Stoffwechsel und mit toxischen Belastungen in Verbindung gebracht.
Bakterielle Entzündungen können Folge einer Infektionskrankheit sein oder sie gehen auf eine Verletzung zurück. Daneben kommen Gelenkbelastungen, Unfälle, Medikamente und Nahrungsmittelunverträglichkeiten in Betracht.
Eine weitere Ursache für Gelenkbeschwerden sind Pilztoxine. Prof. Dr. Antonio V. Costantini (1994 Leitender Direktor der WHO-Arbeitsgruppe Mykotoxine in der Nahrung) entdeckte bereits vor über 20 Jahren Zusammenhänge zwischen Gefäß-, Gelenkbeschwerden, erhöhter Harnsäure (Gicht) und Darmstörungen. Vor allem fand er Zusammenhänge mit Pilztoxinen. Bilden Pilze aggressive Gifte (Stoffwechselprodukte und Fuselalkohole ▸ siehe Seite 87), deponiert der Organismus diese zum Beispiel in Gelenkspalten, damit sie nicht lebenswichtige Organe in ihrer Funktion belasten. Die Toxine können in der Folge zu Veränderungen an den Knorpelflächen und damit zu Arthritis und Arthrose führen. Aber auch

chronische Schmerzen von Bändern, Sehnen, Muskeln und Wirbelsäule, selbst Verhärtungen der Muskulatur (Myogelosen) können durch Giftstoffe entstehen, die im Darm freigesetzt werden und vom Organismus in nicht lebenswichtigen Geweben deponiert werden.

Das Leaky-Gut-Syndrom ▸ siehe Seite 107 kann eine rheumatoide Arthritis auslösen oder die Folge davon sein. Diesen Zusammenhang stellten im Jahr 2015 die Ärzte L. R. Lopetusa, F. Scaldaferri et al. vom Gemelli-Krankenhaus, Rom, Abteilung Gastroenterologie und Innere Medizin, fest.

Des Weiteren können auch ein schwacher Magen (zu wenig Magensäurebildung, dadurch reduzierte Eiweißverdauung), eine geschwächte Bauchspeicheldrüse mit verminderter Bildung von Bauchspeichel und / oder eine gestörte Darm-Mikrobiota zu Fäulnisbildung und Gärungsprozessen im Darm führen. Dadurch erhöht sich die Belastung des Körpers mit Fremdeiweißen, die normalerweise von einer intakten Mikrobiota unschädlich gemacht werden. Dies führt zu einer permanenten Entzündungsbereitschaft oder zur chronischen Entzündung und in der Folge zur Zerstörung von bindegewebigen Strukturen, so werden beispielsweise Muskeln angegriffen – Schmerzen entstehen! Eine Darmtherapie ist in diesem Fall eine ursächliche Rheumabehandlung.

Als weitere Ursache für Rheuma werden angenommen: Autoimmunprozesse ▸ siehe Seite 100, eine genetische Veranlagung, durchgemachte Infektionen, allergische Reaktionen auf Bakteriengifte, ein bereits von Geburt an nicht gesund ausgeprägtes Gewebe (Knorpeln, Sehnen) oder Stoffwechselstörungen (Gicht, metabolisches Syndrom ▸ siehe Seite 90, Fettsucht).

Diagnostik

Entzündungen der Gelenke werden durch Ultraschall, Röntgen- und Blutuntersuchungen festgestellt (CRP-Wert, Rheumafaktor, AK-Titer etc.).

Wichtig ist eine Stuhluntersuchung auf Pilze und das Leaky-Gut-Syndrom (Alpha-1-An-

Rückenschmerzen können auf eine gestörte Darmflora oder Darmpilze zurückgehen.

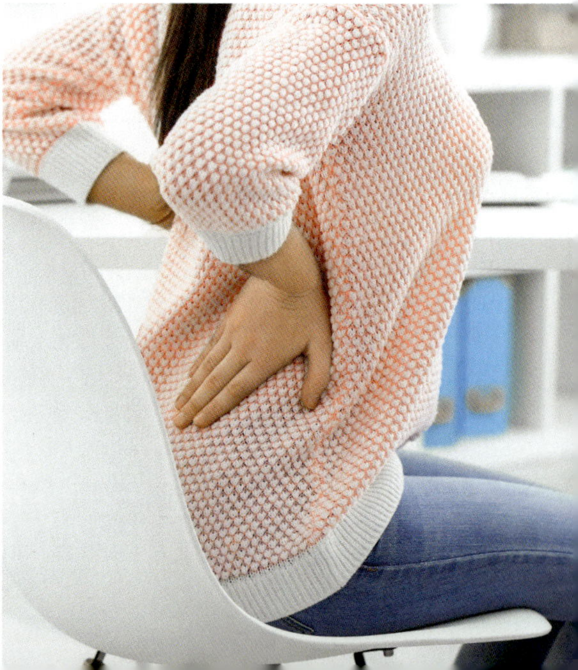

titrypsin), da Bakterientoxine, Viren oder Medikamente, die wegen der Durchlässigkeit der Schleimhautmembran aufgenommen wurden, die entzündlichen Veränderungen an den Gelenken auslösen können. Mit dem IgG-Test lassen sich Nahrungsmittelunverträglichkeiten feststellen.

Therapie

Ist der Darm nicht intakt, wird sich die rheumatoide Arthritis nicht heilen lassen. Das Problem bei rheumatischen Erkrankungen ist, dass selbst Medikamente, die gegen rheumatische Beschwerden eingesetzt werden, die Tight Junctions ▸ **siehe Seite 19** schädigen können.
Gegen die Entzündungen und Schmerzen verschreibt die Schulmedizin Präparate wie Cortison, Diclofenac, Ibuprofen oder Methotrexat, die den Körper belasten. Die Naturheilkunde kennt unbelastende, ähnlich wie Cox-2-Hemmer (entzündungshemmende Medikamente aus der Gruppe der nicht-steroidalen Antirheumatika, NSAR) wirkende Alternativen: Ananasenzyme, zum Beispiel Inflabal® oder Regazym plus®.
Bei einem Pilzbefall muss zunächst der Pilz behandelt werden (Heilplan 2 ▸ **siehe Seite 63**). Ebenfalls ist es wichtig, die Mikrobiota zu behandeln (Heilplan 4 ▸ **siehe Seite 64**). Die über einen IgG-Test festgestellten belastenden Lebensmittel sollten Sie unbedingt meiden. Bei Vorliegen eines Leaky-Gut-Syndroms hilft Heilplan 7 ▸ **siehe Seite 66**.

ZUSÄTZLICH HILFT

- bei Arthrose: Ichtholan®-Salbe (Ichthyol), Pro Gelenk® (Anusan), Arthroplus® (Orthomol) oder Pro Osteo® (Tisso)
- bei Muskel- und Sehnenbeschwerden: Tendo® (Orthomol)
- bei Muskel- und Gelenkschmerzen: Dolocyl-Öl® (Pharma Liebermann)
- bei Arthritis: Inflabal® (Anusan), Regazym plus® (Syxyl), Mutaflor® oder Rheumapasc® (Pascoe)

Bei Entzündungen empfehle ich Ihnen zusätzlich Vitamin E, etwa Evina® (Rodisma Pharm), und Omega-3-Fettsäuren (Eicosapentaensäure, EPA), etwa Pro Omega® (Tisso). Auch basische Mineralstoffe sind wichtig, wie Korallencalcium® (Anusan), Pro Base® (Tisso) oder Basosyx® (Syxyl).

Hashimoto-Thyreoiditis

Die Hashimoto-Thyreoiditis oder Morbus Hashimoto ist eine Autoimmunkrankheit ▸ **siehe Seite 100**, die anfangs mit einer Überfunktion der Schilddrüse einhergehen kann. Die Schilddrüse ist entzündet. Meistens sind Frauen über 40 betroffen. Die Symptome sind Gelenkschmerzen, Haarausfall, Gewichtsprobleme, Unfruchtbarkeit, Druckgefühl im Hals, Muskelschmerzen, Verhärtung von Sehnen und Muskeln, Hautveränderungen (wie Nesselsucht, Rosacea), Trockenheit der Schleimhäute, Stimmungsschwankungen und Depressionen, Nervenentzündun-

gen, Schwindel, unsicherer Gang, allgemeine Schwäche, geringe Belastbarkeit, Übelkeit, Magen-Darm-Probleme; Vergrößerung der Schilddrüse mit Störungen der hormonellen Funktion (Unterfunktionsphase).
Manche Menschen zeigen überhaupt keine Symptome, andere wiederum umso heftiger. In den vergangenen Jahrzehnten haben

INFO

AUTOIMMUNERKRANKUNGEN

Darunter versteht man Krankheiten, deren Ursache eine überschießende Reaktion des Immunsystems gegen körpereigenes Gewebe ist. Das Immunsystem sieht körpereigenes Gewebe als zu bekämpfende Fremdkörper an. Dadurch kommt es zu teils schweren Entzündungsreaktionen mit der Folge, dass sich Schäden an den betroffenen Organen bilden.
Zu den Autoimmunerkrankungen mit Beteiligung oder Einfluss von Darm und Magen zählen Diabetes mellitus Typ 1 ▸ **siehe Seite 91**, chronische Gastritis, Colitis ulcerosa ▸ **siehe Seite 84**, Hashimoto-Thyreoiditis ▸ **siehe Seite 99**, Morbus Crohn ▸ **siehe Seite 84**, multiple Sklerose ▸ **siehe Seite 110**, Rheuma / rheumatoide Arthritis ▸ **siehe Seite 97** oder Zöliakie ▸ **siehe Seite 120**.

Schilddrüsenerkrankungen zugenommen – den genauen Grund kennt man nicht. Vermutlich hängt dies mit Stress, Darmstörungen, mit häufigen Röntgenbestrahlungen, Einnahme der Pille, übermäßiger Sojakost (Phytoöstrogene!) und anderen hormonellen Störungen (Östrogendominanz) zusammen. Die Schilddrüse reagiert auf vielfältige Einflüsse sehr sensibel.

Ursachen

Auffällig ist, dass Menschen mit einer Hashimoto-Thyreoiditis häufiger an entzündlichen Darmerkrankungen wie Colitis ulcerosa oder Zöliakie erkranken als nicht Betroffene. Ob diese Entzündungen Auslöser sein können, ist noch nicht bekannt. Es wurde aber festgestellt, dass eine glutenfreie Kost die Symptome der Thyreoiditis bessert. Inzwischen gibt es auch Hinweise, dass ein Leaky-Gut-Syndrom eine Thyreoiditis mit auslösen kann – hierzu stecken die Forschungsarbeiten noch in den Anfängen. Die beiden amerikanischen Ärzte Dr. Datis Kharrazian, Institute of Functional Medicine, San Diego, und Dr. Chris Kresser sind allerdings überzeugt, dass Gluten der Auslöser von Autoimmunerkrankungen und so auch der Thyreoiditis ist. Sie haben festgestellt, dass das Leaky-Gut-Syndrom umso stärker ausgeprägt ist, je schwerer die Autoimmunerkrankung ist.
Auch Störungen im Hormonhaushalt von Progesteron und Estradiol können eine

Hashimoto-Thyreoiditis auslösen. Wie mir Frau Buchner von der Hormonselbsthilfe e. V. mitteilte, sind nach ihren Beobachtungen hormonelle Störungen (DHEA, Cortisol und Estriol) in einem Drittel der Fälle Ursache für ein Leaky-Gut-Syndrom.

Diagnostik

An erster Stelle steht eine Untersuchung auf die Schilddrüsenhormone TSH, FT3, FT4, TPO und AK. Zudem empfehle ich eine Stuhluntersuchung auf Alpha-1-Antitrypsin, Pilze und Calprotectin sowie eine Untersuchung der Darmflora. Wichtig ist ein IgG-Test ▸ **siehe Seite 33**, um belastende Nahrungsmittel ausschließen zu können. Ein Hormon-Speicheltest ▸ **siehe Bücher Seite 122, Adressen Seite 123** hilft, hormonelle Schwankungen zu identifizieren.
Außerdem ist noch wichtig, den Selenwert im Vollblut bestimmen zu lassen und auch den Vitamin-D-Wert (25-Hydroxy-Calciferol) – beide Werte sind meistens zu niedrig. Fehlt das Vitamin D, ist der Körper in seiner Hormonproduktion eingeschränkt. Die Schilddrüse ist das selenreichste Organ des Körpers und reagiert besonders empfindlich auf einen Selenmangel.

Therapie

Ist die Darm-Mikrobiota gestört, wenden Sie den Heilplan 4 an ▸ **siehe Seite 64**. Unterstützung der mukonutritiven Flora ▸ **siehe Info Seite 47** mit dem Heilplan 4 ▸ **siehe Seite 64**; beim Leaky-Gut-Syndrom hilft Heilplan 7 ▸ **siehe Seite 66**. Je nach Befund des IgG-Tests sollten Sie eine Ausschlussdiät einhalten. Sind die Werte von Vitamin D_3 und Selen zu niedrig, rate ich zu einem entsprechenden Präparat (Einnahme nach Packungsanleitung oder höher dosiert in Absprache mit dem Arzt / Heilpraktiker).

ZUSÄTZLICH HILFT

Die spagyrische Eigenblut- und Eigenurintherapie ▸ **siehe Adressen Seite 123** stimuliert, harmonisiert und reguliert Organ- und Gewebefunktionen.

Die Hashimoto-Thyreoiditis kann mit Hautveränderungen wie Nesselsucht einhergehen.

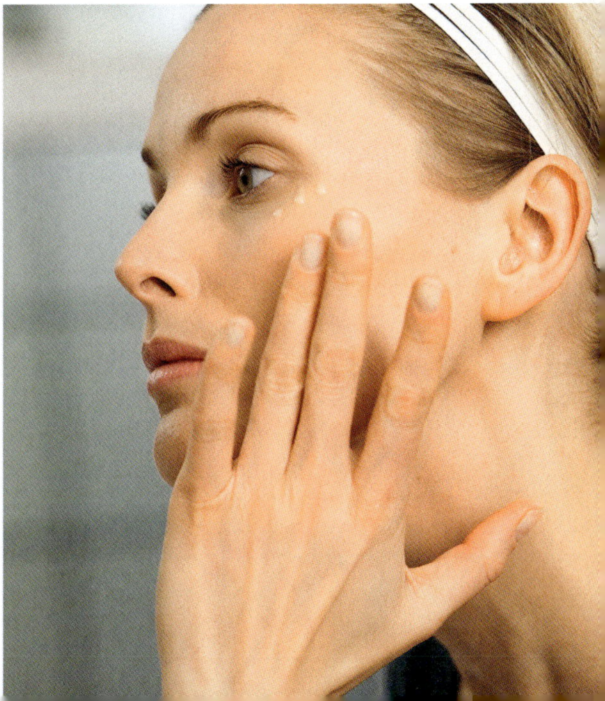

Hautbeschwerden

Hautausschläge wie trockene oder nässende Ekzeme, Pickel und Pusteln, Rosacea oder Neurodermitis (atopisches Hautekzem) hängen ursächlich oft mit einer fehlerhaften Darm-Mikrobiota zusammen. Bei der Neurodermitis entzündet sich die Haut, nässt, ist offen (durch Kratzen verursacht) und juckt.

Ursachen

Eine gestörte Darmflora weist auf ein geschwächtes Immunsystem hin. Häufig ist die Ursache für chronische Hautbeschwerden eine Nahrungsmittelunverträglichkeit ▸ **siehe Seite 110**. Auch Pilzerkrankungen, oft ein Hefepilzbefall, können zu Hautbeschwerden führen. Manchmal reagiert der Körper gar nicht gegen den Pilz an sich, sondern gegen

AUS DER PRAXIS

DYSHIDROTISCHES EKZEM MIT SCHMERZEN

Im November 2014 kam ein 31-jähriger Mann mit einem Dyshidrotischen Handekzem zu mir. An beiden Handflächen hatte er Bläschen, außerdem schuppte sich die Haut und war rissig und sehr schmerzhaft. Der Hautarzt hatte ihm eine Cortisonsalbe verordnet. Dadurch heilte die Haut zwar ab, wurde aber immer empfindlicher. Die Ursache für das Dyshidrotische Ekzem ist unklar, es werden allergische Einflüsse diskutiert.

Ich verordnete eine Salbe mit dem Wirkstoff Ectoin, der die Haut befeuchtet, schützt und den Regenerationsprozess fördert, und ließ einen IgG-Test durchführen. Die stärksten Reaktionen zeigten sich auf Schimmelpilze, Hefe (Bäcker-, Bierhefe), Dinkel, Gerste, Champignons und Hafer. Dem Patienten empfahl ich,

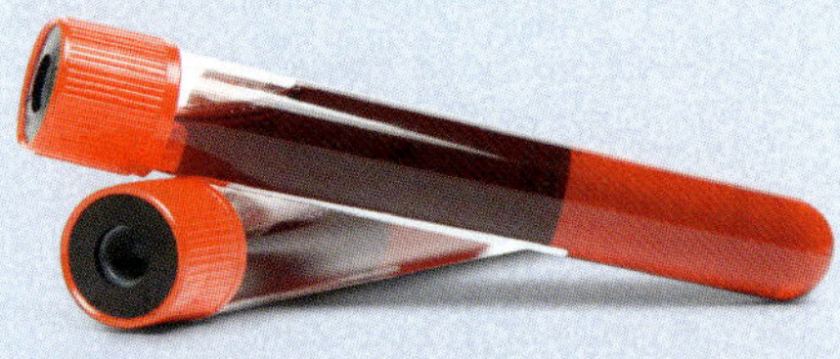

diese Nahrungsmittel konsequent zu meiden – je nach Stärke der Reaktion bis zwölf Monate. Zum Ausscheiden von aggressiven Säuren, die stets bei Entzündungen im Körper entstehen, nahm der Patient morgens drei bis fünf Tabletten Kaiser-Natron® in Wasser ein, zusätzlich Regenaplexe (homöopathische Komplexmittel). Ende Mai 2015 waren alle Hauterscheinungen abgeheilt, Juckreiz und Schmerzen waren schon bald nach Befolgen der Diät weniger geworden. Zudem fühlte sich der Patient leistungsfähiger und konnte sich besser konzentrieren.

die Pilzgifte. Aber auch Hormonstörungen wie ein Estradiolmangel, bakterielle Infektionen oder psychische Belastungen können Hautausschläge auslösen. Neben den Pilzen zählen auch toxische Belastungen durch Schwermetalle als Auslöser.
Die Neurodermitis tritt typischerweise im Zusammenhang mit einem Leaky-Gut-Syndrom auf. Durch die fehlende Schleimhautbarriere aufgrund der defekten Tight Junctions ▸ siehe Seite 19 können grobstoffliche Nahrungspartikel und -antigene die Darmschleimhaut durchdringen und in das Blut übergehen. Die fremden Stoffe verursachen eine Entzündung, auf die der Körper mit einer immunologischen Reaktion antwortet.

Diagnostik

- IgG-Test, um Nahrungsmittelunverträglichkeiten zu erkennen
- Stuhluntersuchung auf mögliche Pilze
- Untersuchung auf pathogene Bakterien
- Untersuchung auf Alpha-1-Antitrypsin oder Zonulin, um ein Leaky-Gut-Syndrom auszuschließen oder zu bestätigen

Therapie

Die Schulmedizin setzt häufig symptomatisch wirkende Salben und Cremes ein, auch Cortison wird oft zur lokalen oder innerlichen Behandlung verordnet. Aus naturheilkundlicher Sicht ist in erster Linie die Behandlung des Darms wichtig – sowohl beim Leaky-Gut-Syndrom (Heilplan 7 ▸ siehe Seite 66) als auch bei Störungen der Darmflora (Heilplan 4 ▸ siehe Seite 64).

ZUSÄTZLICH HILFT

Zur Unterstützung der Behandlung dient die spagyrische Eigenblut- und Eigenurintherapie ▸ siehe Adressen Seite 123.

Herzbeschwerden

Herzbeschwerden, die eine Beziehung zum Darm haben, sind vor allem die Herzschwäche (Herzinsuffizienz) und die koronare Herzkrankheit. Erstere macht sich anfangs bei Anstrengung wie beim Treppensteigen bemerkbar durch Atemnot, später treten die Beschwerden auch in Ruhe auf. Die koronare Herzkrankheit äußert sich durch Schmerzen in der Herzgegend aufgrund von Ablagerungen in den Herzkranzgefäßen. Aber auch eine erhöhte Herzfrequenz (Tachycardie) kann auf den Darm oder auf eine Unverträglichkeit ▸ siehe Seite 110 als Ursache hinweisen. Blutdruckstörungen (niedrig, hoch) können ebenfalls herzabhängige und darmabhängige Ursachen haben.

Ursachen

Im Jahr 2014 veröffentlichte das European Heart Journal einen Artikel zum Thema »The heart and the gut«, in dem Prof. Dr. G. Rogler et al., Universität Zürich, feststellten, dass ein kranker Darm immer auch das Herz beeinträchtigt. Bereits im Okto-

ber 2007 hatten A. Sandek, J. Bauditz et al. berichtet, dass Bakteriengifte aus dem Darm bei Patienten mit chronischer Herzinsuffizienz das Herz belasten. Prof. Dr. G. Rogler et al. hatten beobachtet, dass Patienten mit chronisch entzündlichen Darmerkrankungen grundsätzlich ein höheres Risiko haben, eine koronare Herzkrankheit zu entwickeln. Als Ursache für diese Erkrankung wird im Speziellen das Leaky-Gut-Syndrom genannt. Es führt, so die Autoren, zu einer Belastung des Blutes mit Bakterien und Bakteriengiften, die wiederum das Entstehen von Arteriosklerose und chronischer Herzinsuffizienz fördern. Das Fatale daran ist, dass ein geschwächtes Herz-Kreislauf-System die Durchblutung in den kleinsten Gefäßen im Darm stört, dadurch kann sich das Leaky-Gut-Syndrom verschlimmern.
Eine Untersuchung im Jahr 2015 am Gemelli-Krankenhaus in Rom, Italien, erbrachte, dass der Darm von Patienten mit chronischer Herzinsuffizienz eine um 35 Prozent höhere Durchlässigkeit hatte als der Darm von Gesunden. Danach entstehen viele Erkrankungen wegen des Leaky-Gut-Syndroms, zum Beispiel entzündliche Darmerkrankungen wie die infektiöse Enterokolitis, Reizdarm-Syndrom, Overgrowth-Syndrom ▸ **siehe Seite 113**, Zöliakie, Leberfibrose, Nahrungsmittelunverträglichkeiten und die erhöhte Bereitschaft für Allergien. Festgestellt wurde auch, dass viele Medikamente die Darmwand durchlässiger machen.

Diagnostik

In erster Linie empfehle ich die Bestimmung des Alpha-1-Antitrypsins oder des Zonulins im Stuhl, um ein Leaky-Gut-Syndrom auszuschließen. Bei typischen Darmbeschwerden wie Blähungen, Durchfall, Verstopfung oder Krämpfen sollte der Stuhl auf Pilze und pathogene Keime untersucht werden. Sofern sich nach Behandlung des Darms die Beschwerden nicht bessern, rate ich zu einem IgG-Test ▸ **siehe Seite 33**.

Therapie

Die Behandlung richtet sich nach den ursächlichen Störungen. Leaky-Gut-Syndrom: Heilplan 7 ▸ **siehe Seite 66**; Darmpilze: Heilplan 2 ▸ **siehe Seite 63**; Unverträglichkeiten: Heilplan 6 ▸ **siehe Seite 65**.

ZUSÄTZLICH HILFT

- bei Herzschwäche: Cor Intact® (Anusan), Korodin®-Tropfen (Robugen) oder Cor Vel-Salbe® (Truw)
- zur Herzstärkung: Cardio® (Orthomol) oder Corvipas SL® (Pascoe)

Kopfschmerzen und Migräne

Dumpfe Schmerzen im Kopf, die den ganzen Kopf einnehmen und meist mehrere Stunden andauern, heißen Kopfschmerzen. Im Gegensatz dazu handelt es sich bei der Migräne um einen anfallsweise auftretenden Kopfschmerz, der sich periodisch wiederholt und meist halbseitig auftritt. Die Migräne wird von anderen Symptomen wie Sehstörungen, Übelkeit und Brechreiz begleitet. Kopfschmerzen sind ein Warnsignal, dass im Körper etwas nicht stimmt. Deshalb treten sie auch beim Leaky-Gut-Syndrom auf.

Ursachen

Ursachen für Migräne sind zum Beispiel Wirbelkörperbeschwerden, Nahrungsmittelunverträglichkeiten, hormonelle Störungen oder Kryptopyrrolurie (eine Stoffwechselerkrankung).

Als Ursachen für Kopfschmerzen werden neurologische oder Gefäßnervenstörungen diskutiert. Toxische Belastungen, Schlafmangel, Nahrungsmittelunverträglichkeiten wie Histamin-, Laktose- und Fruktose-Intoleranz sowie Allergien können ebenfalls Kopfschmerzen auslösen. Ebenso treten sie häufig bei Darmpilzen auf infolge der Fuselalkohole, die die Pilze produzieren ▸ **siehe**

INFO

ESCHERICHIA COLI – DER WICHTIGSTE KEIM DER DARM-MIKROBIOTA

Untersuchungen von Droop, Sonnenborn, Schulze und Loew belegen, dass erst der Keim *Escherichia coli* im Darm des Neugeborenen die Voraussetzungen und das Milieu schafft, in dem sich in der Folge wertvolle anaerobe Keime ▸ **siehe Seite 16** ansiedeln können. Sie bilden eine Barriere gegen Fremdkeime, die im Darm nichts zu suchen haben. Außerdem tragen sie zum Training des Darm-assoziierten Immunsystems bei, indem sie andere Bakterien stimulieren und pathogene Keime verdrängen. Sie haben eine Art Polizeifunktion im Darm und können neuesten Erkenntnissen zufolge sogar mit den Zellen unserer Darmschleimhaut kommunizieren. Mit ihren Stoffwechselprodukten unterstützen sie zusätzlich die Energieversorgung der Dickdarmschleimhaut.

Die von anaeroben Bakterien gebildeten kurzkettigen Fettsäuren fördern die Aufnahme von Natrium- und Chlorionen und die Beweglichkeit des Dickdarms sowie die Durchblutung der Schleimhaut. Die Ionen sind für den Flüssigkeitshaushalt im Darm wichtig. So helfen die Bakterien auch gegen Störungen der Darmschleimhaut wie das Leaky-Gut-Syndrom.

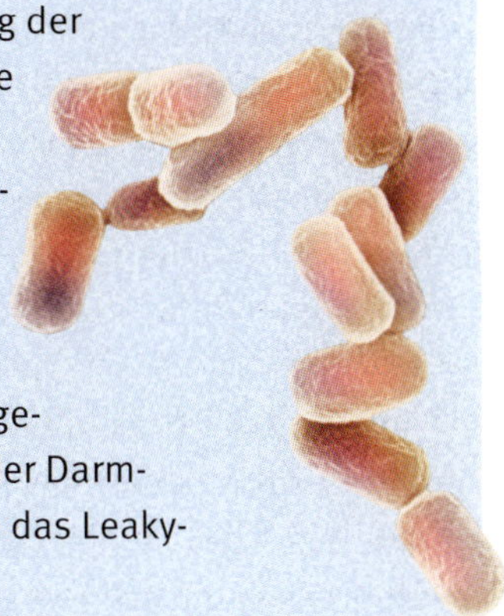

WICHTIG

DER DARM ALS GIFTQUELLE

Vor dem Darm als Giftquelle haben schon früher Naturheilkundler wie F. X. Mayr gewarnt. Heute weiß man aufgrund von besseren Untersuchungsmöglichkeiten, dass im Darm bei Verstopfung oder je nach Nahrungsaufnahme toxische Substanzen entstehen (Indol, Skatol oder Ammoniak). Einige davon gelten als Leichengifte, da sie bei Verwesung entstehen. Gelangen diese Gifte ins Blut, was zweifelsfrei der Fall ist, wenn die Leber dem Toxinanfall nicht gerecht werden kann, können Kopfschmerzen, Migräne, Arteriosklerose und Gelenkbeschwerden auftreten. Alle Organe wie Haut, Lunge, Gelenke, Nieren, Leber, Gehirn und Bindegewebe können dadurch belastet werden. Nach den deutschen Ärzten Dr. Scholz und Dr. Lühr verursachen diese Substanzen auch chronische Polyarthritis, allergische Erkrankungen, Dermatosen, Prostatitis, Asthma bronchiale, Hypo- und Hypertonie oder Nierensteine. Die alten Stuhlreste können auch Muskel- und Gelenkbeschwerden, Muskelhartspann, meistens im Schulter-Nacken-Bereich, Übergewicht, Allergien, Ekzeme sowie Blähungen auslösen.

Seite 87. Des Weiteren leiden häufig Patienten mit Reizdarm unter Kopfschmerzen. Diese können aber auch durch Ablagerung alter Stuhlreste entstehen, die sich in den Darmzotten festsetzen, dort faulen und dabei Leichengifte wie Skatol oder Indol freisetzen (= Selbstvergiftung).

Diagnostik

Um Unregelmäßigkeiten oder Irritationen im Darm sowie Unverträglichkeiten aufzuspüren, empfehle ich zuerst einen IgG-Test und eine Stuhluntersuchung auf Darmpilze. Häufig liegen hormonelle Störungen vor, weshalb ein Hormon-Speicheltest angebracht ist ▸ **siehe Adressen Seite 123**.

Therapie

Bei einer Unverträglichkeit sollten Sie die empfohlene Diät einhalten. Eine gestörte Darmflora sanieren Sie mit dem Heilplan 2 oder 4 ▸ **siehe Seite 63 und 64**. Bei einer Hormonstörung hilft eine homöopathische Hormontherapie ▸ **siehe Bücher Seite 122**.

ZUSÄTZLICH HILFT

Spagyrische Eigenblut- und Eigenurintherapie ▸ **siehe Adressen Seite 123**.

Leaky-Gut-Syndrom

Schwerpunktmäßig geht es in diesem Buch um das Leaky-Gut-Syndrom. Auf Seite 21 haben Sie bereits gelesen, dass damit der durchlässige Darm gemeint ist. »Syndrom« im Namen bedeutet, dass hier mehrere Einzelbeschwerden zusammenkommen, die auch als eigenständige Krankheiten existieren. Das Leaky-Gut-Syndrom kann nie als eigenständige Krankheit gesehen und behandelt werden, da es immer Teil einer anderen Störung ist. Selbst die Symptome sind nicht eindeutig. Es gibt typische Darmsymptome, die sich aber auch bei anderen Darmbeschwerden wie Pilzbefall oder Unverträglichkeiten finden.

Eine durchlässige Darmschleimhaut kann sich auch in Kopfschmerzen äußern.

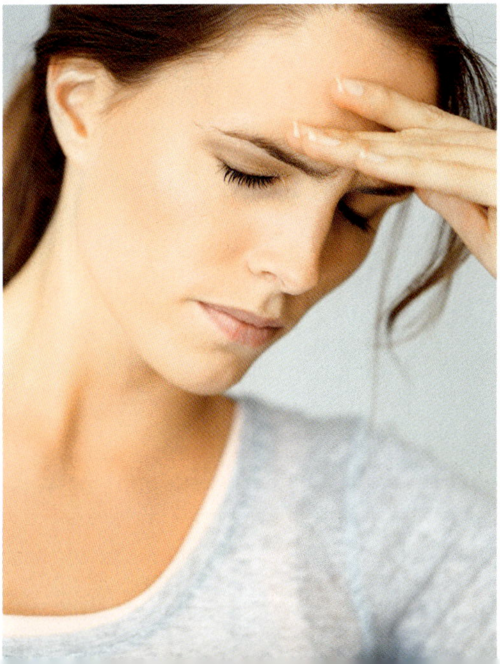

Ursachen

Eine gestörte Darmflora, Nahrungsmittelallergien oder -unverträglichkeiten, ja selbst Pilzinfektionen des Darms sind Auslöser für das Leaky-Gut-Syndrom. Umgekehrt kann das Leaky-Gut-Syndrom Ursache der genannten Beschwerden sein. Es ist oft schwer zu sagen, welche Störung oder Beschwerde zuerst vorlag. Selbst Beschwerden, die außerhalb des Darms auftreten, zum Beispiel Kopfschmerzen oder Hautausschläge, können ihre Ursache in einem Leaky-Gut-Syndrom haben.

Diagnostik

Ich empfehle, über eine Stuhluntersuchung das Alpha-1-Antitrypsin ▸ **siehe Seite 29**, die Zusammensetzung der Darmflora oder das Zonulin (statt Alpha-1-Antitrypsin) zu bestimmen. Außerdem ist es wichtig, die Menge an *Faecalibacterium prausnitzii* und die Keimzahl der Darmpilze zu bestimmen.

Therapie

Für die Therapie sind verschiedene Aspekte von Bedeutung, die alle im Heilplan 7 ▸ **siehe Seite 66** zusammengefasst sind.

ZUSÄTZLICH HILFT

Spagyrische Eigenblut- und Eigenurintherapie ▸ **siehe Adressen Seite 123.**

Müdigkeit, Erschöpfung

Müdigkeit nach einer anstrengenden Bergtour oder nach dem Joggen ist normal. Dauern aber Erschöpfungszustände über mehrere Monate an, sollten Sie die Ursache abklären lassen.

Ursachen

Müdigkeit kann ein Zeichen von Nahrungsmittelunverträglichkeiten und -allergien sein, aber auch Darmpilze können einen so mitnehmen, dass man ständig müde ist. Chronische Müdigkeit kann auch nach Virusinfektionen, bei Leberbelastungen (»Der Schmerz der Leber ist die Müdigkeit«) oder Vitalstoffmangel auftreten.
2007 schrieben belgische Wissenschaftler (laut Zentrum der Gesundheit, Schweiz), dass das Chronische Erschöpfungssyndrom (CES) stets von immunologischen Störungen begleitet wird, die höchstwahrscheinlich vom Leaky-Gut-Syndrom verursacht werden. Sie rieten Menschen mit diesem Syndrom, immer auch die durchlässige Darmschleimhaut zu behandeln.
Im Jahr 2015 hatten der japanische Forscher Hiroshi Fukui et al. von der Nara Medical University, Kashihara, untersucht, wie sich das Leaky-Gut-Syndrom bei Patienten mit einer Leberzirrhose auswirkt, und festgestellt, dass bakterielle und andere Toxine, die aufgrund des Leaky-Gut-Syndroms in den Körper gelangen, die Leber zusätzlich stark belasten. Es ist wichtig, unbedingt den Toxinnachschub aus dem Darm zu verringern, zum Beispiel durch die Gabe von Pro- und Präbiotika ▸ **siehe Seite 41 und 46**.

Diagnostik

Leiden Sie unter mehr als drei der typischen Pilzsymptome ▸ **siehe Seite 87**, empfehle ich eine Stuhluntersuchung auf Pilze, aber auch auf pathogene Bakterien und das Leaky-Gut-Syndrom. Haben Sie eher den Verdacht, dass die Müdigkeit nach einer Mahlzeit auftritt, ist es hilfreich, den Test nach Dr. Coca ▸ **siehe Seite 34** zu machen oder eine Untersuchung auf Nahrungsmittelunverträglich-

Nach der Aufnahme von unverträglichen Nahrungsmitteln kann Müdigkeit die Folge sein.

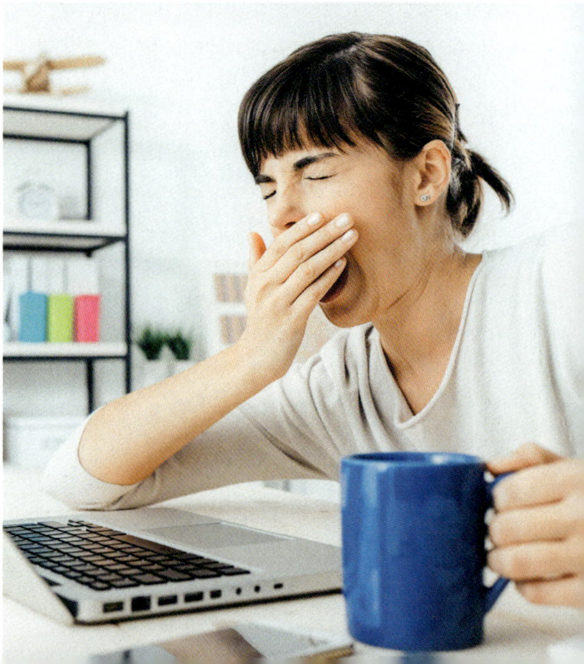

keiten durchführen zu lassen, etwa einen IgG-Test ▸ siehe Seite 33.
Bei Hinweisen auf eine Belastung der Leber empfehle ich eine Blutuntersuchung (beim Arzt / Heilpraktiker), um die Leberparameter (GOT, GPT und Gamma-GT) bestimmen zu lassen.

Therapie

Hat der Befund eine Störung der Darmflora erbracht, wenden Sie den Heilplan 4 ▸ siehe Seite 64 an, bei einem Pilzbefall den Heilplan 2 ▸ siehe Seite 63. Bei Vorliegen eines Leaky-Gut-Syndroms erfolgt eine Behandlung nach dem Heilplan 7 ▸ siehe Seite 66.

Multiple Sklerose

Die multiple Sklerose oder MS ist eine entzündliche Erkrankung des Zentralnervensystems, die zur Entmarkung von Nervenfasern führt. Das heißt, dass die schützende Hülle der Nervenfasern geschädigt oder zerstört wird und dadurch die Reizleitung gestört ist. Die Krankheit tritt vorwiegend im zweiten bis fünften Lebensjahrzehnt erstmals auf. Frauen sind häufiger betroffen.
Als Symptome treten Lähmungen, Entzündungen des Augennervs mit Sehstörungen (Retrobulbäre Neuritis) und Sprachstörungen auf, außerdem Sensibilitäts-, Blasen- und Mastdarmstörungen – sie sind jedoch nicht immer gleich. Die Krankheit verläuft schubweise.

Ursachen

Die Ursachen sind noch nicht genau bekannt. Diskutiert werden Autoimmunprozesse ▸ siehe Info Seite 100 und Viren als Auslöser. Es gibt inzwischen mehrere Untersuchungen über die Zusammenhänge zwischen einem Leaky-Gut-Syndrom und multipler Sklerose, etwa aus dem Jahr 2014 von J. Walker, L. Dieleman et al. (publiziert in: Clinical and Investigative Medicine, 04 / 2014) oder aus dem Jahr 2015 von L. R. Lopetuso, F. Scaldaferri et al. vom Gemelli-Krankenhaus in Rom.

Diagnostik

Die Diagnose der multiplen Sklerose erfolgt über Liquoruntersuchungen und über bildgebende Verfahren, um die Entmarkungsherde zu identifizieren. Um eine Beteiligung des Darms zu erkennen, empfehle ich die Bestimmung von *Faecalibacterium prausnitzii* und *Akkermansia muciniphila* sowie den IgG-Test. Auch der Alpha-1-Antitrypsinwert ist wichtig.

Therapie

Je nach Befund kommt bei einer gestörten Darmflora der Heilplan 4 ▸ siehe Seite 64, bei LGS der Heilplan 7 ▸ siehe Seite 66 und bei Pilzbefall der Heilplan 2 ▸ siehe Seite 63 zur Anwendung. Nahrungsvorschläge aufgrund des IgG-Tests sollten Sie einhalten. Propionsäure ▸ siehe Seite 49 unterstützt den Körper bei Entzündungen, was vor allem bei

Autoimmunerkrankungen wie multipler Sklerose wichtig ist. Propionsäure, etwa Propicum® (Flexopharm), kann die Symptome abschwächen und die Fortentwicklung der Krankheit verlangsamen – die Studien dazu sind noch nicht abgeschlossen.

ZUSÄTZLICH HILFT

- Spagyrische Eigenblut- oder Eigenurintherapie ▸ **siehe Adressen Seite 123**
- Enzyme (Regazym plus®, Inflabal®)
- Omega-3-Fettsäuren, etwa Pro Omega Complete® (Tisso)

Diese Mittel können Sie auch parallel einnehmen. Unterstützend sind noch möglich:

- Vitamin-B-Loges komplett®
- Schüßler-Salze (DHU): morgens Nr. 5 Kalium phosphoricum D6, mittags Nr. 8 Natrium chloratum D6, abends Nr. 7 Magnesium phosphoricum D6 – jeweils als »Heiße Sieben«, das heißt, Sie lösen zehn Tabletten in heißem Wasser auf und trinken die Lösung eine halbe Stunde vor den Mahlzeiten; dabei sollten Sie jeden Schluck gut einspeicheln.

Nahrungsmittelunverträglichkeiten

Davon spricht man, wenn Personen bestimmte Nahrungsmittel oder Bestandteile davon, zum Beispiel Fruchtzucker (Fruktose), Histamin oder Laktose ▸ **siehe auch Seite 113** nicht vertragen. Die Unverträglichkeit wird auch Nahrungsmittelintoleranz genannt. Die verschiedenen Intoleranzen treten seit Jahren mit steigender Tendenz auf. Häufig sind Nahrungsmittelunverträglich-

INFO

UNVERTRÄGLICHKEITEN & CO.

Bei Unverträglichkeiten oder Intoleranzen verträgt der Körper einen bestimmten Stoff oder Bestandteil nicht und reagiert mit Beschwerden wie Übelkeit oder Durchfall.
Unterscheiden muss man die Unverträglichkeit von einer Maldigestion und einer Malabsorption. Bei Ersterer kann die Nahrung nicht mehr oder nur unzureichend in ihre Bestandteile aufgespalten werden – der Grund kann ein Mangel an Enzymen (wie Pankreas-Enzyme, Laktase-Mangel) sein. Unter Malabsorption versteht man die gestörte Aufnahme von vorverdauten Nahrungsstoffen aus dem Speisebrei aufgrund unterschiedlichster Störungen wie chronisch-entzündliche Darmerkrankungen (Colitis ulcerosa, Morbus Crohn) oder Überempfindlichkeitserkrankungen wie Zöliakie. Maldigestion und Malabsorption werden heute in dem Begriff Malassimilation zusammengefasst.

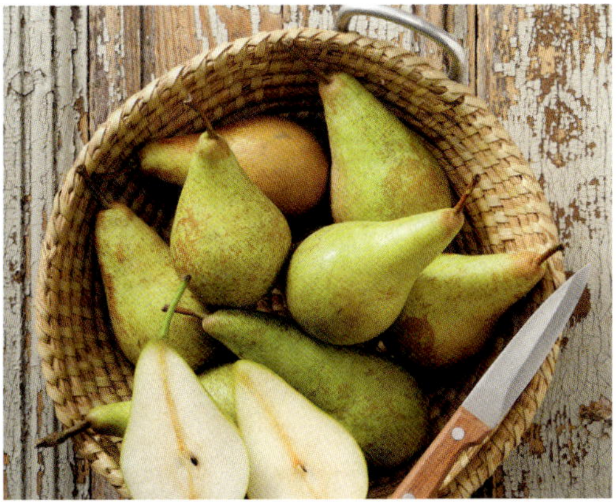

Birnen enthalten sowohl Fruktose als auch Sorbit und verursachen daher häufig Intoleranzen.

keiten mit einem Leaky-Gut-Syndrom ▸ siehe Seite 107 kombiniert oder sie sind Auslöser dieses Syndroms.

Ursachen

Auslöser für Nahrungsmittelunverträglichkeiten ist in den meisten Fällen ein Mangel an Enzymen. So ist bei der Laktose-Unverträglichkeit das Enzym Laktase nicht ausreichend aktiv oder zu wenig vorhanden, um den Milchzucker zu spalten. Weizenprodukte, Milchprodukte und Eier verschlimmern oft die Symptome und können sowohl auf eine Eiweißallergie als auch -unverträglichkeit hindeuten. Leiden Sie unter heftigen Blähungen, sollten Sie zunächst auf Sorbit, Fruktose und Laktose verzichten. Sorbit ist ein Zuckeralkohol, der als Zuckeraustauschstoff in Diabetikerprodukten Verwendung findet. Wird er zusammen mit Fruktose aufgenommen, treten besonders heftige Beschwerden auf (Birnen zum Beispiel enthalten beides). Auch eine Glutenintoleranz bzw. Glutensensitivität ▸ siehe Seite 121, nicht unbedingt das Vorliegen einer Zöliakie (Sprue) ▸ siehe Seite 120, kann Ursache dieser Störungen sein.

Meines Erachtens sind die Unverträglichkeitsreaktionen Ausdruck einer Störung, die schon viel länger bestanden hat, etwa eine gestörte Darmflora mit einer dezimierten Schleimschicht. Es gibt inzwischen viele Hinweise, dass die Intoleranzreaktionen wie Glutensensitivität, Laktose-, Histamin- und Fruktose-Intoleranz ▸ siehe Seite 113 eng mit dem Leaky-Gut-Syndrom verbunden sind. Es ist immer schwer zu sagen, welche Störung sich zuerst manifestiert hat, denn sie bedingen sich gegenseitig.

Diagnostik

Um einen Enzymmangel der Bauchspeicheldrüse auszuschließen, ist die Bestimmung der Pankreas-Elastase im Stuhl wichtig. In jedem Fall empfehle ich Ihnen einen IgG-Test, um zusätzliche Auslöser für Beschwerden zu identifizieren. Auch eine Stuhluntersuchung ist wichtig, um gegebenenfalls ein Leaky-Gut-Syndrom ausschließen und eine Störung der Darm-Mikrobiota feststellen zu können. Um Entzündungen zu erkennen, sollte das Calprotectin ▸ siehe Seite 32 bestimmt werden.

INFO

SCHÄDLICHE FRUKTOSE

Fruktose oder Fruchtzucker gilt als etwas Natürliches und wird massiv in Fertiglebensmitteln wie Getränken eingesetzt. Doch im Vergleich zu Glukose (Traubenzucker) ist Fruktose für den Körper nicht von Vorteil. Bei der Verstoffwechselung der Fruktose kommt es zur ungehemmten Umwandlung in Fett. Das kann zur Fettleber und später zur Leberzirrhose führen. Weitere Folgen der übermäßigen Aufnahme von Fruktose sind Fettsucht, ein Anstieg der Harnsäure, die Zunahme von Herz-Kreislauf-Erkrankungen sowie Insulinresistenz und damit Diabetes Typ 2 ▸ **siehe Seite 89**. Chronischer und übermäßiger Fruktose-Konsum ist eine Hauptursache für das Entstehen des metabolischen Syndroms ▸ **siehe Seite 90**. Die sichere Obergrenze für die tägliche Aufnahme von Fruktose liegt beim Erwachsenen bei 50 Gramm. Ein Liter Cola enthält beispielsweise 54 Gramm Fruktose, ein Liter Orangensaft 44 Gramm und Agavennektar sogar 56 Gramm. Empfehlenswert zum Süßen ist Reissirup (enthält nur Glukose und keine Fruktose) oder Stevia, Birkenzucker oder Erythritol (enthalten weder Fruktose noch Glukose).

Die diagnostischen Möglichkeiten für die Glutensensitivität lesen Sie auf Seite 121, für Histamin-, Laktose- und Fruktose-Intoleranzen unten und auf Seite 114. Ein IgG-Test hilft, Nahrungsmittel zu erkennen, auf die Sie empfindlich reagieren. In jedem Fall empfehle ich eine Stuhluntersuchung, um die Darm-Mikrobiota und das *Faecalibacterium prausnitzii* zu bestimmen.

Bei Verdacht auf eine **Histamin-Intoleranz** kann eine Stuhluntersuchung klären, ob das Histamin im Körper erhöht ist (dies ist ein Hinweis auf Allergien, Helicobacter-Befall im Magen, Störungen der Magensäuresekretion). Auch eine Blut- oder Stuhluntersuchung auf Diaminooxidase (DAO) ist möglich – fehlt das Enzym, kann Histamin nicht verstoffwechselt werden (= Histamin-Intoleranz). Die Symptome bei einer Histamin-Intoleranz und -Allergie sind ähnlich, bei der Allergie hilft aber das Enzym DAO nicht, die Beschwerden zu mildern.

Bei der **Laktose-Intoleranz** wird üblicherweise der H_2-Atemtest angewandt – damit wird die Wasserstoffkonzentration vor und nach einer Belastungsmahlzeit gemessen. Allerdings gibt es in 20 Prozent der Fälle falsch negative Untersuchungsergebnisse.

HISTAMIN-, FRUKTOSE-, LAKTOSE-INTOLERANZ

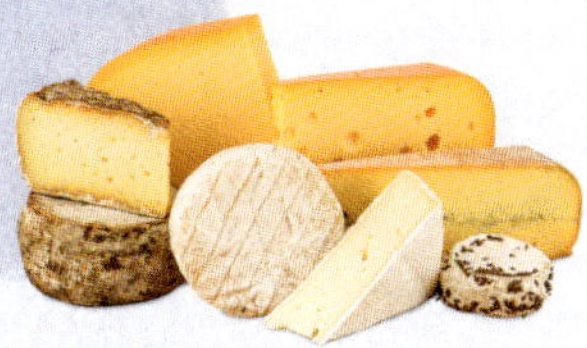

Die Intoleranzen (Unverträglichkeiten) haben in den vergangenen Jahren zugenommen. Ursache ist vermutlich eine gestörte Darmschleimhaut.

HISTAMIN-INTOLERANZ

Das Gewebshormon Histamin kommt natürlich im Körper vor und wird mit der Nahrung aufgenommen (zum Beispiel über alten Käse, Gepökeltes, Alkohol). Zur Reaktion kommt es aufgrund eines Mangels an dem Enzym Diaminooxidase (DAO), das Histamin abbaut.
Symptome: Magen-Darm-Beschwerden, Atemnot, Schlafstörungen, Schwellungen der Augenlider, Kopf- und Gliederschmerzen, Erschöpfung, Regelbeschwerden, Heißhunger, Herzklopfen (erhöhte Herzfrequenz), Quaddelbildung, Juckreiz, triefende Nase oder ein hochrotes Gesicht.

LAKTOSE-INTOLERANZ

Weil das Enzym Laktase fehlt, kann Milchzucker (Laktose) schlecht oder gar nicht verdaut werden. Die Krankheit tritt mit einem deutlichen Nord-Süd-Gefälle auf: In Norwegen gibt es kaum Intolerante, am Äquator sind über 90 Prozent davon betroffen. Bei Erwachsenen nimmt die Laktase-Aktivität mit zunehmendem Alter ab. Auch Erkrankungen wie Zöliakie, bakterielle Fehlbesiedlungen des Dünndarms (Overgrowth-Syndrom), infektiöse Darmerkrankungen und Bestrahlung bei einer Tumortherapie können zum Laktase-Mangel führen.
Symptome: Kopfschmerzen, Durchfall, Verstopfung, Blähungen, Übelkeit, Erbrechen und krampfartige Schmerzen. Die Symptome können Minuten nach dem Verzehr einer laktosehaltigen Mahlzeit auftreten.

FRUKTOSE-INTOLERANZ

Vermutlich reagiert jeder dritte Deutsche mehr oder minder auf Fruktose. Die Intoleranz basiert auf dem Mangel an GLUT-5-Transportern. Diese sorgen dafür, dass Einfachzucker wie Fruktose und Sorbit (Zuckeraustauschstoff) aus dem Darm ins Blut übergehen. Ist die Funktion der Transporter gestört, verbleiben die Zucker im Darm und werden unter Gasbildung verstoffwechselt.
Symptome: Durchfälle, Blähungen, Verstopfung, Völlegefühl und Schmerzen.

TIPP

FRUKTOSE-LAKTOSE-BELASTUNGSTEST

Sie können folgenden Belastungstest selbst durchführen, um zu sehen, ob Sie Fruktose oder Laktose nicht vertragen. Beginnen Sie damit am besten am Samstag. Trinken Sie morgens nüchtern ein Glas naturtrüben Apfelsaft. Am Sonntag trinken Sie morgens ebenfalls nüchtern ein Glas Milch. Treten die auf Seite 113 genannten Beschwerden auf, können Sie sicher annehmen, dass eine oder beide Intoleranzen vorliegen.

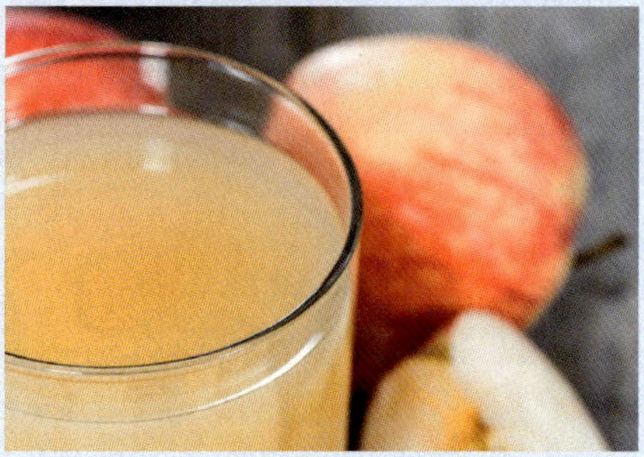

Präziser ist ein seit Kurzem zur Verfügung stehender Gentest über einen Wangenabstrich ▸ **siehe Labore Seite 123**.

Um die **Fruktose-Intoleranz** zu diagnostizieren, wird ebenfalls der H_2-Atemtest durchgeführt ▸ **siehe Seite 112**.

Therapie

Bei einem Enzymmangel aufgrund einer schwachen Bauchspeicheldrüsentätigkeit (exokrine Pankreasinsuffizienz) empfehle ich eine Enzymkombination einzunehmen, die alle drei wichtigen Enzyme Amylase, Protease und Lipase enthält: Nortase® (Repha). Um die Intoleranzsymptome zu lindern, hilft Allergolact® (Syxyl). Hat der Bluttest Unverträglichkeiten erbracht, müssen Sie diese Lebensmittel nach Laboranleitung meiden (Ausschlussdiät) – je nach Stärke der Reaktion kann dies unterschiedlich lange dauern. Dadurch bessern sich die Beschwerden, und der Verdauungstrakt kann sich beruhigen. Bei einem Leaky-Gut-Syndrom hilft der Heilplan 7 ▸ **siehe Seite 66**. Um den Darm zu unterstützen, wenden Sie den Heilplan 6 an ▸ **siehe Seite 65**.

ZUSÄTZLICH HILFT

- Generell bei Nahrungsmittel- und anderen Intoleranzen: Histaminum C30, 1-mal täglich 5 Globuli
- Bei Laktase-Mangel Substitution von Laktase: Lactrase® (Pro Natura), Laluk® (Strahtmann) oder Allergolact® (enthält unter anderem das Enzym Laktase, Syxyl).
- Bei Histamin-Intoleranz: DAOsin® oder DAO D12 (Neckartor-Apotheke Dr. Zinser, Tübingen)
- Bei Fruktose-Intoleranz: Fructaid®-Kapseln; sie setzen das Enzym Glucose-Isomerase frei, das die Fruktose im Speisebrei

in Glukose umwandelt und so diverse Verdauungsstörungen verhindert. Nehmen Sie die Kapseln ein paar Minuten vor der fruktosehaltigen Mahlzeit ein.

Psychische Beschwerden

Seelische Beschwerden wie Ängste und Depressionen haben in den letzten zehn Jahren stark zugenommen. Für den Anstieg werden verschiedene Ursachen diskutiert, mit am häufigsten genannt werden immer höhere Anforderungen im Beruf sowie Stress.

Ursachen

Neben den oben genannten Ursachen kommen häufiger als angenommen Störungen der Darmflora als Auslöser in Betracht. Dies gilt vor allem für Ängste und Depressionen, wie verschiedene Untersuchungen und Studien zeigen konnten. Relativ neu sind die Erkenntnisse, dass die Mikrobiota im Darm die Gehirnentwicklung steuert und auf hormonelle Abläufe und neuronale Funktionen Einfluss nimmt. Ein Leaky-Gut-Syndrom kann nach J. R. Kelly, P. J. Kennedy et al. vom University College Cork, Irland, diese Prozesse und Funktionen stören.

Diagnostik

Ich empfehle bei psychischen Beschwerden

- den IgG-Test
- Stuhluntersuchung auf Pilze
- Stuhluntersuchung auf pathogene Keime
- eine Untersuchung auf Alpha-1-Antitrypsin (Leaky-Gut-Syndrom)

Therapie

Je nach Untersuchungsbefund kommt bei Störungen der Darm-Mikrobiota der Heil-

AUS DER PRAXIS

PILZE LÖSEN DEPRESSIONEN AUS

Ich kann mich an eine Patientin erinnern, die unter starken Depressionen litt und über Bauchkrämpfe klagte. Da der Hausarzt keine Ursache für ihre Beschwerden fand, verordnete er ein Psychopharmakon. Die Beschwerden wurden mit dem Mittel überdeckt. Die Patientin kam verzweifelt in meine Praxis: »Ich habe keine Psychose, es muss eine andere Ursache geben!« Die Laboruntersuchung des Stuhls erbrachte schließlich einen massiven Pilzbefall (*Candida glabrata* 10^7 bis 10^8). Nach der Anti-Pilz-Behandlung waren nicht nur die Bauchkrämpfe beendet, auch die Depressionen waren verschwunden.
In der Praxis habe ich beobachtet, dass Patienten, die unter einem *Candida-glabrata*-Befall litten, oft heftigere Beschwerden hatten als bei einer *Candida-albicans*-Mykose.

plan 4 in Betracht, bei Darmpilzen Heilplan 2 und beim Leaky-Gut-Syndrom Heilplan 7 ▸ **siehe Seite 64, 63, 66.**

ZUSÄTZLICH HILFT

Für ein starkes Nervensystem wählen Sie eines der folgenden Mittel: Pro Omega Plus®, Pro Amino Basic® (beide Tisso), Mental® (Orthomol), Calmvalera® Tropfen (Hevert), Mensan® (Anusan), Neurapas balance® (Pascoe) oder Neurodon® (Weleda).

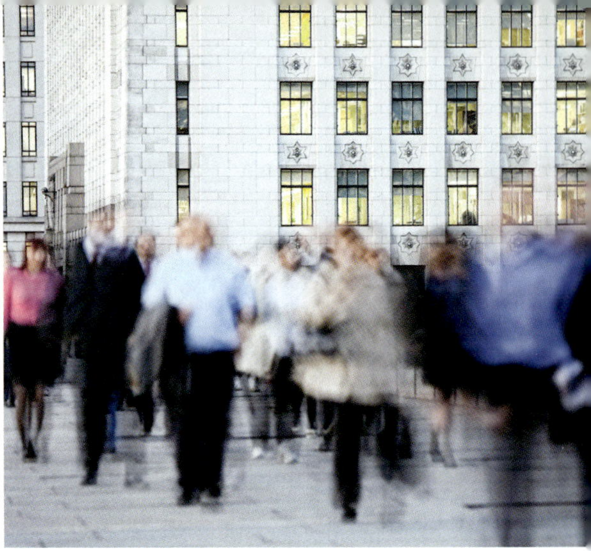

Stressige Situationen spielen als Ursache für das Reizdarm-Syndrom eine große Rolle.

Reizdarm-Syndrom

Ein Reizdarm-Syndrom oder Reizkolon kann sich völlig unterschiedlich äußern. Häufig liegen Entzündungen der Magen- und / oder Darmschleimhaut vor. Fast ebenso oft treten aber Verstopfung, Blähungen, Schleimabgang mit dem Stuhl, Durchfall, Bauchschmerzen, Übelkeit, Erbrechen, Sodbrennen und Völlegefühl auf – die Beschwerden können sich abwechseln und auch ohne Entzündungen vorkommen. Schlimmstes Symptom für die Betroffenen sind die kolikartigen Bauchschmerzen im Oberbauch. Die Beschwerden können begleitet werden von Kopfschmerzen, Müdigkeit und Depressionen, ebenso von Blasenbeschwerden und Menstruationsproblemen, Schlafstörungen, funktionellen Herzbeschwerden und Rückenschmerzen. Durch Stress verstärken sich die Symptome oft, besser werden sie bei Entspannung.

Die genannten Beschwerden müssen während der letzten zwölf Monate über mindestens zwölf Wochen bestanden haben, dann spricht man vom Reizdarm-Syndrom. Es zählt mit zu den am häufigsten diagnostizierten Darmerkrankungen. Die Krankheit ist weltweit verbreitet, Frauen sind öfter davon betroffen als Männer.

Ursachen

Eine sichere Aussage über die Ursachen gibt es derzeit nicht. In der Diskussion sind aber psychosomatische Faktoren, Darmfunktionsstörungen und eine gestörte Darmflora. Ärger, Angst und Stress begünstigen das Auftreten. Auch Nahrungsmittelintoleranzen und Darmpilze können zum Reizdarm führen. Nach meiner Erfahrung spielt Stress eine besondere Rolle beim Reizdarm-Syn-

drom. Auch beim langjährigen Gebrauch von Abführmitteln und nach Abmagerungskuren kann ein Reizdarm auftreten.
Eine Studie aus dem Jahr 2016 von C. Barmeyer, M. Schumann, T. Meyer et al. von der Charité in Berlin hat ergeben, dass sich ein Drittel der Reizdarm-Patienten besser fühlt, wenn sie ihre Ernährung glutenfrei gestalten ▸ **siehe Seite 70**.

Diagnostik

Das Reizdarm-Syndrom lässt sich schwer nachweisen, denn typische Laborbefunde fehlen. Auch die üblichen Darmuntersuchungen wie Ultraschall, Röntgen oder Darmspiegelungen, vor allem wenn sie öfter durchgeführt werden, ergeben selten einen Befund. Oft führt eine abnorm zusammengesetzte Mikrobiota zum Reizdarm – und das kann man bei solchen Untersuchungen nicht erfassen. Die Diagnose lässt sich nur durch eine sorgfältige Anamnese erhärten.
Im Jahr 2006 veröffentlichten Forscher der Nottingham University Hospitals NHS Trust eine Studie zum Reizdarm-Syndrom. Danach ist ein Leaky-Gut-Syndrom bei Patienten mit Reizdarm regelmäßig vorhanden.
Ich empfehle eine Stuhluntersuchung auf Pilze, pathogene Bakterien, Leaky-Gut-Syndrom und Entzündungsmarker (Calprotectin, Lysozym, Alpha-1-Antitrypsin).
Wichtig ist, eine Nahrungsmittelunverträglichkeit mithilfe des IgG-Tests auszuschließen, da sie zu ähnlichen Beschwerden führt.

Therapie

Bei Auffälligkeiten aufgrund einer Stuhluntersuchung ist es wichtig, den Darm zu sanieren (Heilplan 4 ▸ **siehe Seite 64**) beziehungsweise einen Pilz zu behandeln (Heilplan 2 ▸ **siehe Seite 63**). Sind die Entzündungsmarker erhöht, sind entzündungshemmende Medikamente angesagt (Heilplan 5 ▸ **siehe Seite 64**).

ZUSÄTZLICH HILFT

Spagyrische Eigenblut- und Eigenurintherapie ▸ **siehe Adressen Seite 123**.

INFO

GESTÖRTER HORMON-STATUS

Bei chronisch-entzündlichen Magen-Darm-Erkrankungen wie Gastritis, Colitis ulcerosa, Reizdarm oder Morbus Crohn empfehle ich in jedem Fall eine Hormon-Speichelanalyse. Meist ist das Estriol nicht im Gleichgewicht. Dieses Hormon sorgt dafür, dass die Schleimhäute befeuchtet werden. Ist die Schleimhaut trocken, ist die Darm-Mikrobiota gestört und dadurch auch die Aufnahme von Nährstoffen im Darm! Die trockene Schleimhaut kann ebenso eine Ursache für chronische Verstopfung und Nahrungsmittelunverträglichkeiten sein.

Verstopfung

Davon spricht man, wenn man maximal zweimal pro Woche seinen Darm entleeren kann. Begleitend können Bauchschmerzen, Völlegefühl oder Blähungen auftreten. Die Verstopfung (Obstipation) zeigt an, dass mit dem Darm etwas nicht stimmt.

Ursachen

Viele Menschen haben zeit ihres Lebens Probleme mit dem Magen-Darm-Trakt. Durch die meist jahrelange Einnahme von Abführmitteln erschlafft der Darm. Die Verstopfung kann auch die Folge einer gestörten Darmflora oder eines zu hohen pH-Werts sein (die Säuerungsflora ▸ **siehe Seite 46** fehlt). Letzteres kann zu Schlafstörungen und Herzrasen führen. Weitere Ursachen können Darmpilze, zu wenig Pankreas-Enzyme, Nahrungsmittelintoleranzen oder Hormonstörungen (Estriol, Progesteron, Mangel an Schilddrüsenhormonen) sein. Bei vielen Menschen wirken

TIPP

WAS SIE ESSEN, BESTIMMT IHRE MIKROBIOTA-ZUSAMMENSETZUNG

Oft klagen Patienten, die sich »darmgesund« ernähren möchten, dass sie ballaststoffreiche Lebensmittel schlecht oder nicht vertragen.
Haben Sie sich Ihr Leben lang einseitig ernährt, zum Beispiel kohlenhydratreich oder eiweißlastig, dann passen sich die Darmbakterien nach und nach dieser Nahrung an, die Sie hauptsächlich zu sich genommen haben. Essen Sie nun anders, zum Beispiel »gesünder«, fehlen die entsprechenden Keime, um die Verdauung der neuen Nahrung zu unterstützen. Es kommt zu Fäulnis und Gärung im Darm mit Blähungen. Um dem vorzubeugen, ist eine schrittweise Umstellung der Nahrung über mehrere Monate und die Einnahme von probiotischen Keimen notwendig. Denn Ballaststoffe sind nach wie vor gesund und helfen, dass sich wieder Keime ansiedeln, die Buttersäure produzieren ▸ **siehe Seite 47**.
Leiden Sie an einer Weizenempfindlichkeit, dann dürfen Sie Ihren Darm nicht mit Weizenkleie aktivieren. Hier hilft zum Beispiel ein Frischkornbrei aus anderen Getreidearten wie Dinkel oder Hafer.

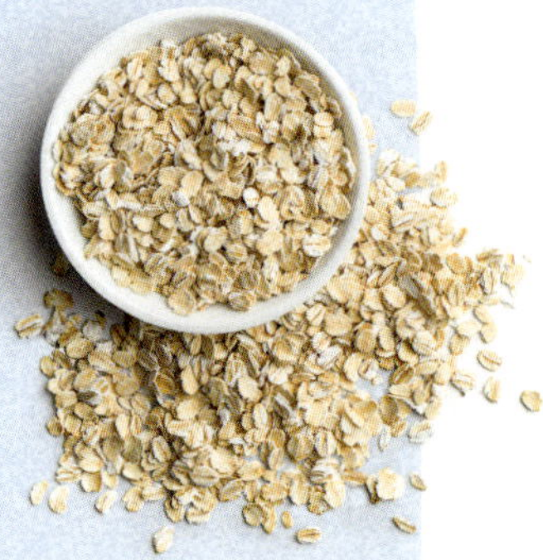

INFO

VIEL SCHLEIM IST GUT

Der Verdauungstrakt ist mit einer Schleimhaut und einem Schleimfilm (Muzin) ausgestattet. Bei zu wenig Muzin kann die Schleimhaut angegriffen werden durch Fremdpartikel, der Weitertransport des Speisebreis ist beschwerlicher. Ein Mangel an Muzin kann ein Grund für Verstopfung sein. Präbiotika wie Inulin oder resistente Stärke ▸ **siehe Seite 46** unterstützen die Muzinbildung.

sich zu wenig Bewegung, Stress, Anspannung oder psychische Belastungen wie Ärger auf den Darm aus.

Diagnostik

- Untersuchung des Stuhls auf Darmpilze
- Bestimmung der Darmflora
- Bestimmung der Pankreas-Elastase
- eventuell eine Blutuntersuchung auf Nahrungsmittelintoleranzen

Therapie

Liegen Pilze vor, ist der Heilplan 2 ▸ **siehe Seite 63** angesagt, bei einer gestörten Darmflora der Heilplan 4 ▸ **siehe Seite 64**. Arbeitet die Bauchspeicheldrüse nicht richtig, müssen Enzyme zugeführt werden, zum Beispiel Nortase® (das Mittel enthält alle relevanten Verdauungsenzyme). Flohsamen oder Gold Senfkörner® (beides aus der Apotheke, einzunehmen nach Packungsanleitung) fördern einen regelmäßigen Stuhlgang. Bei fehlender Säuerungsflora helfen Milchsäurepräparate wie Lactisol® oder Remisyx®.

Weitere Präparate, die sich in meiner Praxis generell bei Verstopfung bewährt haben, sind Pro Präbioma®, Pro EM san® (beide Tisso); Lactulose Al® (Aliud Pharma).

Bei hartnäckiger Verstopfung empfehle ich folgendes Vorgehen: Nehmen Sie am 1. Tag 3-mal 2 Kapseln Mutaflor® zum Essen ein, danach 1-mal täglich 4 Kapseln; zusätzlich nehmen Sie Laktulose ▸ **siehe Seite 49** ein (einschleichend beginnen).

INFO

DARMLAVAGE

Der Name stammt aus dem Französischen und heißt Darmwäsche. Auch Golytely, ein Kunstwort für »Geh leicht«, ist gebräuchlich. Mithilfe der Darmlavage wird der Darm völlig entleert. Aus dem Wirkstoff Macrogol (PEG) und Elektrolyten (Klean-Prep®) wird eine Lösung mit Wasser hergestellt und nach spezieller Anleitung getrunken. Anschließend erfolgt eine pro- und präbiotische Therapie.

ZUSÄTZLICH HILFT

Kurzfristig hilft ein Einlauf oder Klistier, um den Enddarm zu leeren, das bringt erst einmal Erleichterung. Langfristig ist es vorteilhaft, sich ballaststoffreich zu ernähren (wichtig: auf die Firmicuten achten ▸ **siehe Seite 94**), sich regelmäßig zu bewegen und ausreichend Wasser zu trinken (1,5 Liter pro Tag). Bei heftiger Verstopfung ist es vorteilhaft, eine Darmlavage ▸ **siehe Info Seite 119** durchzuführen. Die Darmlavage ist auch vor Beginn einer Anti-Pilz-Therapie geeignet.

Zöliakie

Die Zöliakie (Synonyme: glutensensitive oder gluteninduzierte Enteropathie) ist eine Gluten-Unverträglichkeit, die sowohl Merkmale einer Allergie als auch einer Autoimmunerkrankung aufweist. Sie ist durch eine chronische Entzündung der Dünndarmschleimhaut aufgrund einer Überempfindlichkeit gegen Bestandteile von Gluten, dem in vielen Getreidesorten vorkommenden Klebereiweiß, charakterisiert. Die Erkrankung ist meist angeboren, allerdings können Erwachsene eine abgeschwächte Form (Sprue) auch noch im Lauf des Lebens entwickeln. Die Unverträglichkeit bleibt lebenslang bestehen.

Die Zöliakie kann durch Blähungen und Durchfall auffällig werden, die aufgrund einer Reaktion mit dem im Getreide enthaltenen Gluten entstehen.

Ursachen

Auslöser ist die bereits genannte Gluten-Unverträglichkeit. Häufig tritt die Zöliakie, wie andere Autoimmunerkrankungen auch, in Kombination mit einem Leaky-Gut-Syndrom auf. Es ist zwar bekannt, dass es gegenseitige Einflüsse gibt, allerdings ist nicht sicher, ob das Leaky-Gut-Syndrom die Erkrankung auslöst.

Diagnostik

- Nachweis durch die Bestimmung von Antikörpern im Blut und eine Dünndarmbiopsie (= Gewebeentnahme während einer Darmspiegelung)
- In jedem Fall eine Untersuchung der Darm-Mikrobiota
- Um zusätzliche Belastungen für den Dünndarm auszuschließen, Ermittlung von Nahrungsmittelintoleranzen durch den IgG-Test

Therapie

An erster Stelle steht eine glutenfreie Ernährung ▸ **siehe Seite 70**. Ist die Darm-Mikrobiota gestört, sollte sie mithilfe des Heilplans 4 ▸ **siehe Seite 64** aufgebaut werden, bei Vorliegen von einem Leaky-Gut-Syndrom ist der Heilplan 7 ▸ **siehe Seite 66** angezeigt.

ZUSÄTZLICH HILFT

Mit einer spagyrischen Eigenurin- und Eigenbluttherapie ▸ **siehe Adressen Seite 123** können Darmdefekte repariert werden.

GLUTENSENSITIVITÄT

Dies ist eine mysteriöse Krankheit. Die Experten sind sich nicht sicher, wie man sie nennen und in welche Kategorie man sie einstufen soll.

Glutensensitivität ist weder eine Zöliakie ▸ **siehe Seite 120** noch eine echte Intoleranz ▸ **siehe Seite 110**. Andere Namen dafür sind Weizen-Gluten-Unverträglichkeit oder Zöliakie-unabhängige Weizenempfindlichkeit. Sie heißt so, weil die Symptome nach dem Verzehr von glutenhaltigen Lebensmitteln auftreten.

Symptome: Schwellungen im Rachen, in der Nase, in den Augen, Kratzgefühl im Hals, Atembeschwerden wie Asthma, Hautausschläge, Blähungen, Bauchkrämpfe, Übelkeit, Durchfall, Hyperaktivität, Gelenk- und Muskelschmerzen.

DIAGNOSE

Im Vergleich zur Zöliakie fehlen zuverlässige Biomarker für die Diagnose der Erkrankung. Bei Verdacht auf Glutensensitiviät muss die echte Zöliakie diagnostisch ausgeschlossen werden ▸ **siehe Seite 120**.

NEUER DENKANSATZ?

Laut Prof. Wolfgang Holtmeier, Chefarzt der Klinik für Gastroenterologie am Krankenhaus Porz / Köln, ist es strittig, ob das Gluten die Ursache für die Beschwerden ist. Möglicherweise spielen auch FODMAPs oder Amylase-Trypsin-Hemmer (Proteine verschiedener glutenhaltiger Getreidesorten, insbesondere Weizen) eine wesentliche Rolle für die Symptome. Bei den FODMAPs handelt es sich um eine Gruppe von Kohlenhydraten und mehrwertigen Alkoholen, die in vielen Nahrungsmitteln vorkommen und vom Dünndarm schlecht resorbiert werden.

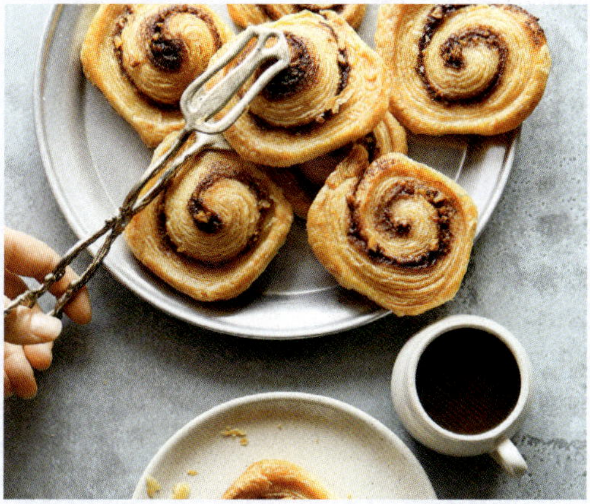

Der Genuss von Weizen kann bei Glutensensiblen zu Asthma oder Bauchkrämpfen führen.

Bücher, die weiterhelfen

Buchner, Elisabeth
Wenn Körper und Gefühle Achterbahn spielen.
FVB Familienverlag Buchner

Coca, Dr. Arthur Fernandez
Der Puls-Test. Der Weg zur Erhaltung Ihrer Gesundheit.
Hyperion Verlag (nur noch im Antiquariat)

Davis, Dr. med. William
Weizenwampe: Warum Weizen dick und krank macht.
Goldmann Verlag, München

Laimighofer, Astrid
Böser Weizen – kranker Darm? Gluten-Sensitivität erkennen.
TRIAS Verlag, Stuttgart

Perlmutter, Dr. David
Dumm wie Brot. Wie Weizen schleichend Ihr Gehirn zerstört.
Mosaik Verlag, München

Ritzer, Margot
Naturschutzgebiet Mensch. Wenn Luxus zum Normalfall wird.
Books on Demand GmbH, Norderstedt

Aus dem GRÄFE UND UNZER VERLAG

Coy, Dr. Johannes
Die neue Anti-Krebs-Ernährung.

Fritzsche, Doris
Fruktose-Unverträglichkeit.

Fritzsche, Doris
Histamin-Intoleranz.

Fritzsche, Doris
STOPP! Nahrungsmittelunverträglichkeiten.

Heepen, Günther H.
Die sanften 3 der Naturheilkunde: Bach-Blüten, Homöopathie & Schüßler-Salze.

Heepen, Günther H.
Hormone natürlich regulieren.

Heepen, Günther H.
Quickfinder Schüßler-Salze. Der schnellste Weg zum richtigen Mittel.

Lange, Elisabeth
Paleo-Diät für Einsteiger.

Muskat, Erich / Elmadfa, Ibrahim / Fritzsche, Doris
E-Nummern & Zusatzstoffe.

Pape, Dr. Detlef u. a.
Schlank im Schlaf. Die Insulin-Trennkost der Schlank im Schlaf Methode von Dr. Pape.

Ploss, Dr. Oliver
Diabetes naturheilkundlich behandeln.

Schaenzler, Dr. Nicole
Leber & Galle entgiften und natürlich stärken.

Schaenzler, Dr. Nicole
Magen und Darm natürlich behandeln.

Schaenzler, Dr. Nicole
Risiko Bauchfett.

Strehle, Sandra / Schäfer, Christiane
Rezepte für einen gesunden Darm.

Vormann, Prof. Dr. rer. nat. Jürgen / Stenger, Malika
Superfood Kokosnuss. Mit der Kraft der Ketone Nerven, Immunsystem und Stoffwechsel stärken.

Weber, Birgit
Das Hashimoto-Selbsthilfeprogramm.

Adressen, die weiterhelfen

Fachgesellschaften und Verbände

Sie bieten Unterstützung, Service und Informationen für Betroffene und deren Angehörige.

Deutsche Adipositas-Gesellschaft e. V. (DAG)
Geschäftsstelle: Fraunhoferstraße 5
82152 Martinsried
www.adipositas-gesellschaft.de

Deutsche Diabetes Gesellschaft e. V. (DDG)
Reinhardtstraße 31
10117 Berlin
www.ddg.info

Deutsche Gesellschaft für Mukosale Immunologie und Mikrobiom (DGMIM)
Geschäftsstelle: Caroline Betz
Wollgrasweg 49b
70599 Stuttgart
www.dgmim.de

Deutsche Multiple Sklerose Gesellschaft, Bundesverband e. V.
Krausenstraße 50
30171 Hannover
www.dmsg.de

Deutsche Zöliakie Gesellschaft e. V. (DZG)
Kupferstraße 36
70565 Stuttgart
www.dzg-online.de

Schilddrüsen-Liga Deutschland e.V.
Waldstraße 73
53177 Bonn
www.schilddruesenliga.de

Labore für Stuhl- und Speichelanalysen

CenSa Centrum für Speichelanalyse
Höhenröthstraße 9
91077 Kleinsendelbach
www.censa.de

HSI Spagyrik-Institut GmbH
Hamburger Straße 273a
38114 Braunschweig
Labor für die Herstellung von spagyrischen Eigenblut- und Eigenurintropfen

Labor Dres. Hauss
Kieler Straße 71,
24340 Eckernförde
www.hauss.de
Labor für Stuhluntersuchungen, Hormon-Speichelanalysen, Blutuntersuchungen, Autonosoden-Herstellung, Lactulose-Gen-Test u. a.

ProImmun M-Labordiagnostik CTL und Ortholabor GmbH
Anemonenweg 3a
26160 Bad Zwischenahn
Labor für IgG-Nahrungsmitteltest über eine Blutuntersuchung

Bezugsadressen

Alle anderen im Buch erwähnten Präparate gibt es über jede Apotheke – die folgenden nur im Direktbezug:

ANUSAN
Hauptstraße 8
56281 Dörth
www.anusan.de
Sehr gute und in der Praxis bewährte Nahrungsergänzungsmittel

Medionic GmbH & Co. KG.
Großbrösern 1
02627 Radibor
www.silberstab.de
Bezugsquelle für das ANO-Darmpessar von Junker

TISSO Naturprodukte
Eisenstraße 1
57482 Wenden
www.tisso.de
Sehr gute und in der Praxis bewährte Nahrungsergänzungsmittel

Register

Danksagung

An dieser Stelle möchte ich mich bei folgenden Personen für ihre Hilfe, ihre Informationen, Inputs, fachlichen Gespräche, Übersetzungen und die generelle Unterstützung bei diesem Buchprojekt bedanken:

- Michaela Ast (DHU), Karlsruhe, (ISO-Arzneimittel GmbH & CO. KG), Ettlingen
- Elisabeth Buchner (Hormonselbsthilfe e. V.), Kleinsendelbach
- Dr. rer. nat. Reinhard Hauss, Mikrobiologe, Eckernförde
- Med. Wiss. Abteilung der Firma Syxyl / Klosterfrau, Köln
- Med. Wiss. Abteilung der Firma Ardeypharm, Herdecke
- Ralf Meyer, Heilpraktiker, Buchautor, Akademieleiter, Rodalben
- Christiane Pies, Dipl. Biologin, Laborleiterin, Eckernförde
- Dr. med. Dr. med. vet. Franz Starflinger, Arzt, Mühldorf

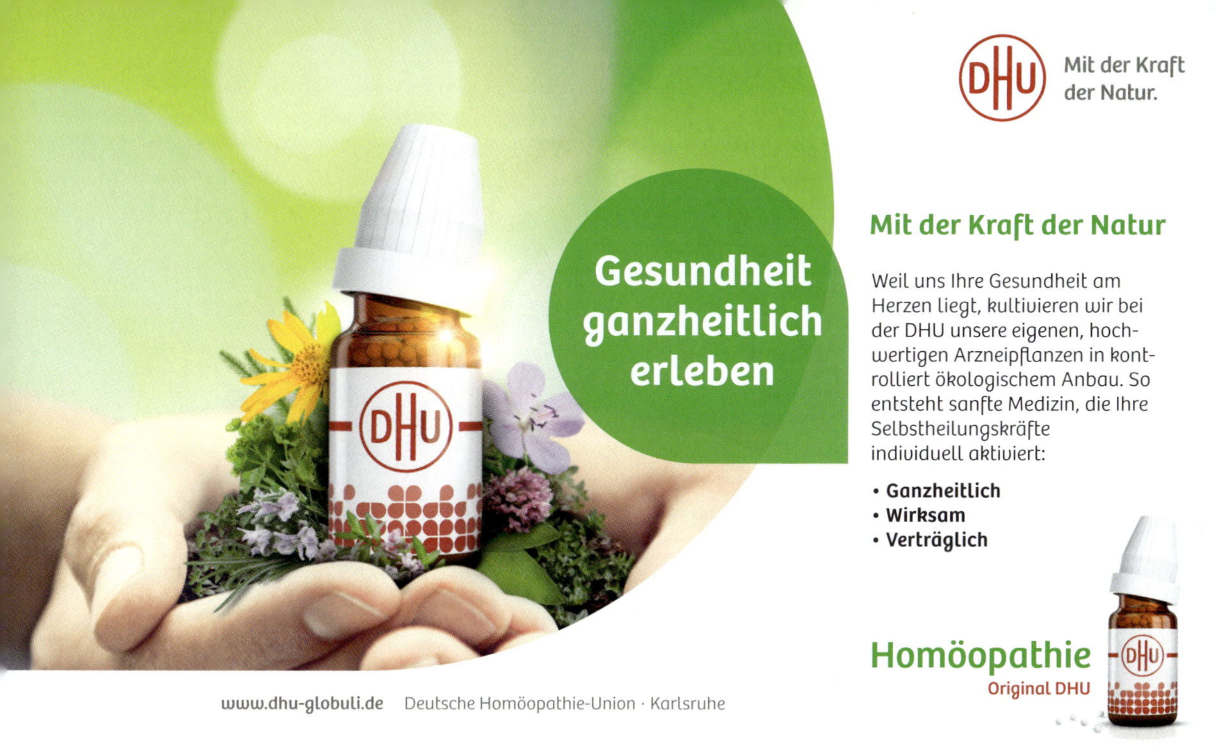

DHU
Mit der Kraft
der Natur.
Gesundheit
ganzheitlich
erleben
Mit der Kraft der Natur
Weil uns Ihre Gesundheit am Herzen liegt, kultivieren wir bei der DHU unsere eigenen, hochwertigen Arzneipflanzen in kontrolliert ökologischem Anbau. So entsteht sanfte Medizin, die Ihre Selbstheilungskräfte individuell aktiviert:
• Ganzheitlich
• Wirksam
• Verträglich
Homöopathie
Original DHU
www.dhu-globuli.de
Deutsche Homöopathie-Union · Karlsruhe

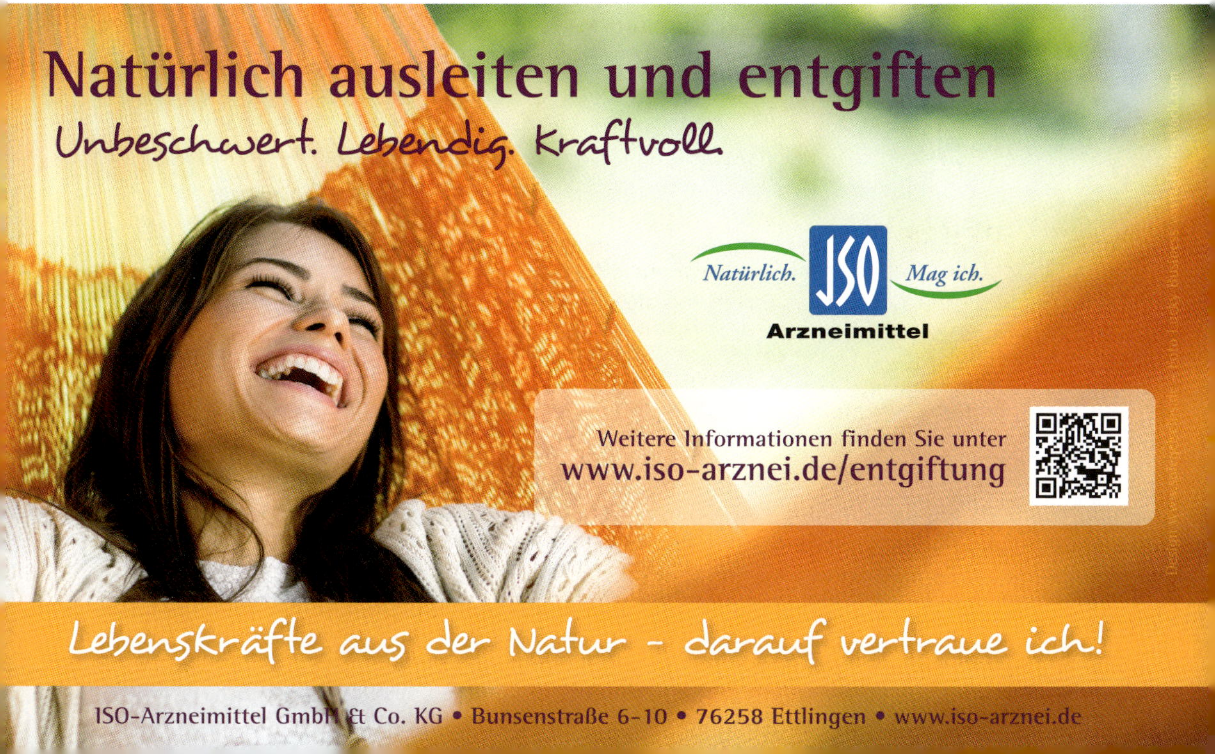

Natürlich ausleiten und entgiften
Unbeschwert. Lebendig. Kraftvoll.
Natürlich.
ISO
Mag ich.
Arzneimittel
Weitere Informationen finden Sie unter
www.iso-arznei.de/entgiftung
Lebenskräfte aus der Natur - darauf vertraue ich!
ISO-Arzneimittel GmbH & Co. KG • Bunsenstraße 6-10 • 76258 Ettlingen • www.iso-arznei.de

Impressum

Projektleitung:
Barbara Fellenberg
Lektorat: Angelika Lang
Bildredaktion: Nadia Gasmi
Umschlaggestaltung und Layout: independent Medien-Design, Horst Moser, München
Herstellung: Anna Bäumner
Satz: griesbeckdesign, München
Reproduktion: Medienprinzen, München
Druck und Bindung:
Schreckhase, Spangenberg

Printed in Germany

ISBN 978-3-8338-5824-6

1. Auflage 2017

Die GU-Homepage finden Sie unter www.gu.de

GRÄFE UND UNZER

Ein Unternehmen der
GANSKE VERLAGSGRUPPE

Bildnachweis

All Medical: S. 15, 35, 38; Colourbox: S. 22; F1 Online: S. 8, 84; Flora Press: S. 4; Fotolia: U2, U3, Innenklappe hinten rechts, Innenklappe vorn unten links, S. 10, 24, 27, 51, 58, 71, 76, 80, 87, 88, 95, 98, 102, 113; Gasmi, Nadia: S. 62; Getty Images: U4, S. 3, 6, 17, 60, 66, 105, 116; iStockphoto: Innenklappe vorn oben links, S. 30, 31, 42, 74, 78, 107, 108, 114, 121; Jump Foto: S. 101; Masterfile: S. 93; Mauritius Images: S. 28, 111; Okapia: S. 44; Picture Alliance: S. 2, 83; Plainpicture: S. 20, 25, 40; Rodach, Johannes: Titelbild; Schmidt, Matthias/Wikipedia Creative Commons: S. 91; Shotshop: S. 5; Shutterstock: Illustration/Titelbild, Innenklappe hinten links, Innenklappe vorn rechts (beide), S. 47, 72, 118; Stocksy: S. 9, 49, 54, 68
Lieb, Claudia: Illustrationen S. 18, 36/37 (alle)

Syndication:
www.seasons.agency

Wichtiger Hinweis

Die Gedanken, Methoden und Anregungen in diesem Buch stellen die Meinung bzw. Erfahrung des Verfassers dar. Sie wurden von dem Autor nach bestem Wissen erstellt und mit größtmöglicher Sorgfalt geprüft. Sie bieten jedoch keinen Ersatz für persönlichen kompetenten medizinischen Rat. Jede Leserin, jeder Leser ist für das eigene Tun und Lassen auch weiterhin selbst verantwortlich. Weder Autor noch Verlag können für eventuelle Nachteile oder Schäden, die aus den im Buch gegebenen Hinweisen resultieren, eine Haftung übernehmen.

Umwelthinweis

Dieses Buch wurde auf PEFC-zertifiziertem Papier aus nachhaltiger Waldwirtschaft gedruckt.

QUALITÄTS G|U GARANTIE

Liebe Leserin, lieber Leser,

haben wir Ihre Erwartungen erfüllt? Sind Sie mit diesem Buch zufrieden? Haben Sie weitere Fragen zu diesem Thema? Wir freuen uns auf Ihre Rückmeldung, auf Lob, Kritik und Anregungen, damit wir für Sie immer besser werden können.

GRÄFE UND UNZER Verlag
Leserservice
Postfach 86 03 13
81630 München
E-Mail:
leserservice@graefe-und-unzer.de

Telefon: 00800 / 72 37 33 33*
Telefax: 00800 / 50 12 05 44*
Mo–Do: 9.00 – 17.00 Uhr
Fr: 9.00 – 16.00 Uhr
(gebührenfrei in D, A, CH)*

Ihr GRÄFE UND UNZER Verlag
Der erste Ratgeberverlag – seit 1722.

www.facebook.com/gu.verlag